Erika Yanet Portillo Siqueiros
Lorena Realivazquez Pérez
Gabriel Federico Santiesteban Rodríguez

Agua Saludable

Erika Yanet Portillo Siqueiros
Lorena Realivazquez Pérez
Gabriel Federico Santiesteban Rodríguez

Agua Saludable

Agua para una vida sana: Un derecho esencial para todos

Editorial Académica Española

Imprint
Any brand names and product names mentioned in this book are subject to trademark, brand or patent protection and are trademarks or registered trademarks of their respective holders. The use of brand names, product names, common names, trade names, product descriptions etc. even without a particular marking in this work is in no way to be construed to mean that such names may be regarded as unrestricted in respect of trademark and brand protection legislation and could thus be used by anyone.

Cover image: www.ingimage.com

Publisher:
Editorial Académica Española
is a trademark of
Dodo Books Indian Ocean Ltd. and OmniScriptum S.R.L publishing group

120 High Road, East Finchley, London, N2 9ED, United Kingdom
Str. Armeneasca 28/1, office 1, Chisinau MD-2012, Republic of Moldova, Europe
Managing Directors: Ieva Konstantinova, Victoria Ursu
info@omniscriptum.com

Printed at: see last page
ISBN: 978-620-0-01362-0

Agua Saludable

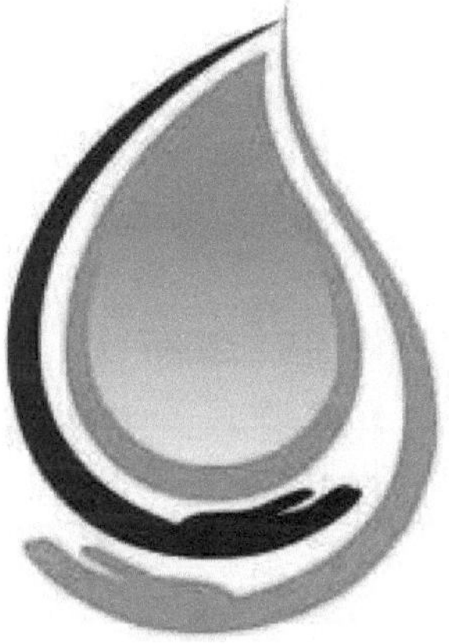

Agua limpia, vida sana: Un derecho humano esencial para todos.

M.S.T Erika Yanet Portillo Siqueiros

Dra. Lorena Realivazquez Pérez

M.A.P. Gabriel Federico Santiesteban Rodríguez

Autores

Dra. Erika Yanet Portillo Siqueiros

Egresada de la Universidad Autónoma de Chihuahua de Facultad de Enfermería y Nutriología en la Licenciatura en Nutrición y posgrado en Salud del Trabajo y Doctora en Nutrición por la Universidad internacional Iberoamérica en conexión con la Universidad Europea del Atlántico en Barcelona, España. Autora de varios libros relacionados con la nutrición, catedrática de tiempo completo de la Facultad de Enfermería y Nutriología. Cuenta con perfil deseable como investigadora en desarrollo tecnológico e innovación y con responsabilidad social (PRODEP) otorgado por el gobierno federal.

Dra. Lorena Realivazquez Pérez

Enfermera de profesión realizó la Licenciatura en la Facultad de Enfermería y Nutriología de la Universidad Autónoma de Chihuahua, estudió su posgrado, en Maestría en Ciencias de Enfermería por la Universidad Autónoma de Nuevo León. Realizó de manera internacional sus estudios de doctorado en la Universidad Nacional de Trujillo en Perú. Docente de tiempo en la Facultad de Enfermería y Nutriología. Reconocida a nivel nacional como investigadora por el Programa para el Desarrollo Profesional Docente (PRODEP).

M.A.P. Gabriel Federico Santiesteban Rodríguez

Licenciado en Derecho por Facultad de Derecho y Maestría en Administración Pública en la Universidad Autónoma de Chihuahua actualmente es candidato a un Doctorado en Administración Pública. Es maestro de tiempo completo en la Facultad de Enfermería y Nutriología, experiencia en enseñanza e investigación. Comprometido con proyectos ambientales y reconocido por instituciones gubernamentales por sus importantes hallazgos históricos en su ciudad de origen.

ÍNDICE

Pag.

Introducción 1

Componentes del agua 3

Propiedades fisicoquímicas del agua 3

Minerales disueltos en el agua 6

Ciclo del agua 7

Fases del ciclo del agua 8

Importancia del ciclo hidrológico 9

Componente de agua en el cuerpo humano 10

Distribución del agua en el cuerpo 10

Porcentaje del agua total en el cuerpo 11

Funciones del agua en el cuerpo humano 12

La Importancia de la hidratación en los humanos 14

Consumo diario 14

Efectos de la Deshidratación 14

Beneficios del consumo de agua en el cuerpo 16

Mejora de la función renal 16

Mantenimiento de la piel hidratada 17

En la digestión 17

Regulación de la temperatura 17

Mejora del rendimiento físico y mental 17

Prevención de enfermedades 18

Nutrición y el agua 18

Agua como parte fundamental de la dieta 19

Relación entre agua y metabolismo 19

Regulación del apetito 19

Apoyo en la absorción de nutrientes 19
Importancia de la higiene en el agua de consumo humano 20
Directrices para la calidad del agua potable 20
Consecuencias del consumo de agua contaminada 22
Clorado del agua 23
Métodos de desinfección del agua con cloro 23
Ventajas y desventajas de la cloración 26
El agua en la desinfección de los alimentos 27
Métodos de lavado y desinfección de frutas y verduras 27
Normas sanitarias del agua en el manejo de alimentos 29

Calidad del agua y la salud 31
Parámetros de la calidad del agua 32
Enfermedades de origen microbiológico 38
Cólera 38
Enfermedad Diarreica Aguda (EDA) 41
Salmonelosis 48
Gastroenteritis viral 52
Giardiasis 56
Cryptosporidiosis 59
Enfermedades de Origen Químico 60
Intoxicación por plomo 61
Envenenamiento por arsénico 66
Fluorosis 70

Legislación sobre los derechos al consumo de agua saludable 75

Fundamentación del derecho humano al agua saludable 75
Definición de agua potable 76
Definición de agua potable según la OMS y otros organismos internacionales 77
Características geográficas y climáticas y su impacto en la disponibilidad de agua 80
Tecnologías sostenibles para la captación y tratamiento de agua 81
Impacto del acceso efectivo al agua saludable en la calidad de vida y la salud pública 82
Relación entre el acceso al agua y la salud pública 83
Objetivos de desarrollo sostenible (ODS) y su relación con el agua saludable 83
Desafíos para el cumplimiento de los ODS en contextos vulnerables 85
Interrelación del agua con otros objetivos (Salud, reducción de desigualdades, bienestar) 87
El derecho al agua en el contexto de políticas públicas y legislación 89
Análisis de la legislación nacional e internacional sobre el acceso al agua potable 92
Conferencia de Nacionales Unidas sobre agua 94
Conferencia Internacional sobre el agua y el medio ambiente. 94
Conferencia de Naciones Unidas sobre medio ambiente y desarrollo 95
Informe sobre la promoción del ejercicio del derecho a 95

disponer de agua potable y servicios de saneamiento
Decenio Internacional para la acción: El agua, fuente de vida. 96
Reconocimiento de la Asamblea General de Naciones 96
Unidas del Derecho al agua potable y saneamiento básico como Derechos Humanos básicos. 96
Contenido mínimo del derecho al agua 97
Normativa Mexicana sobre la legislación del agua 98
Constitución Política de los Estados Unidos Mexicanos 99
Ley de Aguas Nacionales 99
Normas Oficiales Mexicanas 99
Ley General de Equilibrio Ecológico y Protección al Ambiente 99
Ley General de Salud 100
Planes y Programas Nacionales 100
Consecuencias del consumo de agua no potable en la salud y calidad de vida 101
Referencias Bibliográficas 104

Introducción

El agua es el recurso más esencial para la vida en la Tierra, indispensable para la supervivencia de todos los seres vivos y un elemento clave para la estabilidad de los ecosistemas. Su composición química, representada por la fórmula H_2O, y sus propiedades únicas, como la capacidad de disolución, la alta tensión superficial y el elevado calor específico, la convierten en una sustancia fundamental para innumerables procesos biológicos, físicos y químicos. Además de ser vital para el funcionamiento de los organismos vivos, el agua es un factor crucial en la regulación del clima y el sostenimiento de los ciclos ecológicos.

A pesar de su abundancia relativa en el planeta, el acceso a agua potable y segura se ha convertido en un desafío global, afectando a millones de personas, especialmente en comunidades vulnerables. La contaminación del agua, provocada por actividades industriales, agrícolas y urbanas, ha incrementado la prevalencia de enfermedades relacionadas con el agua, desde infecciones gastrointestinales hasta intoxicaciones por metales pesados. Este problema no solo compromete la salud pública, sino que también impacta la calidad de vida, la economía y la equidad social en las regiones afectadas.

En este libro, se explora en profundidad el papel del agua en la vida cotidiana y la salud humana. Se abordan temas clave como las propiedades físico-químicas del agua, su distribución en el cuerpo humano y los beneficios de una hidratación adecuada. También se analizan los riesgos asociados al consumo de agua contaminada, los métodos de desinfección disponibles y las normativas internacionales diseñadas para proteger su calidad.

Por otra parte, se pone un énfasis especial en las implicaciones sociales, económicas y políticas del acceso al agua segura. Se examinan los Objetivos de Desarrollo Sostenible (ODS), en particular el ODS 6, que promueve el acceso universal a agua limpia y saneamiento. Asimismo, se estudia cómo las políticas públicas, las tecnologías sostenibles y las iniciativas comunitarias pueden contribuir a mitigar las desigualdades en el acceso al agua.

Este compendio de información, no solo se presenta como una guía informativa, sino como una herramienta para crear conciencia y fomentar acciones encaminadas a preservar y gestionar de manera sostenible este recurso invaluable. A través de una perspectiva integral, busca inspirar a sus lectores a reconocer la importancia del agua como un derecho humano fundamental y como un elemento esencial para garantizar el bienestar de las futuras generaciones.

Componentes del Agua

El agua, con la fórmula química H2O, es una molécula fundamental para la vida en la Tierra. Conformada por dos átomos de hidrógeno y uno de oxígeno, formando una estructura angular que le confiere propiedades y características esenciales para los seres vivos y los ecosistemas.

Estructura química del agua.

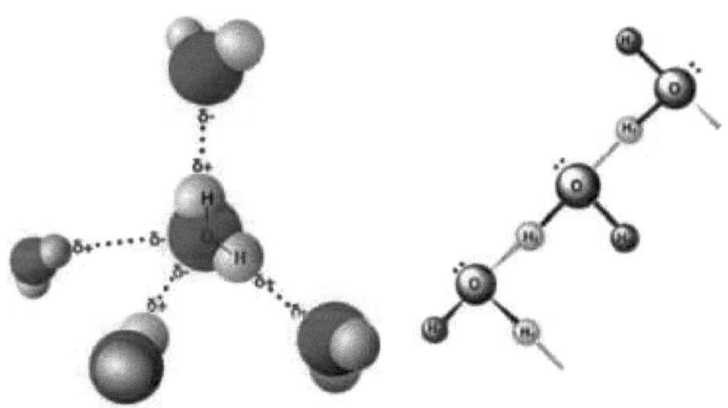

Propiedades fisicoquímicas del agua

El agua posee varias propiedades fisicoquímicas que hacen indispensable:

Polaridad: La molécula de agua es polar debido a la distribución desigual de sus electrones. El átomo de oxígeno tiene una densidad de la electrónica alcalde, otorga una carga negativa se aprieta, hasta que los átomos de hidrógeno tienen una carga positiva. Esta polaridad permite que el agua forme enlaces de hidrógeno con otras moléculas polares, facilitando su capacidad para disolver una amplia variedad de sustancias.

Alta tensión superficial: Los puentes de hidrógeno entre las moléculas de agua generan una alta tensión superficial, lo que permite fenómenos como que algunos insectos puedan caminar sobre el agua y que se formen gotas esféricas en superficies planas.

Alta tensión superficial

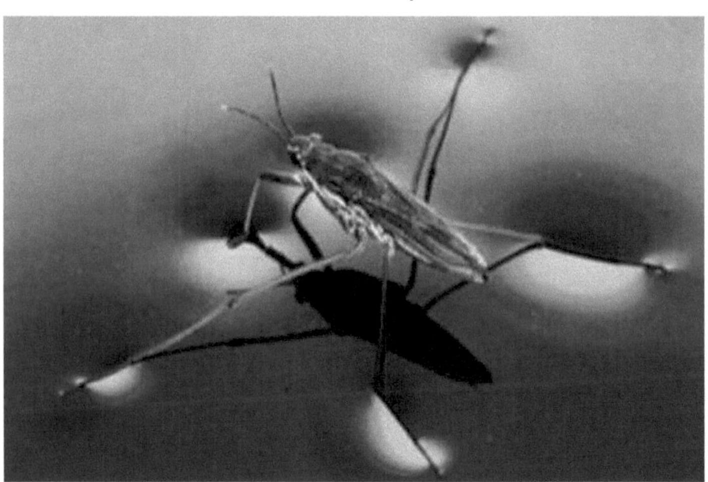

Fuente: GeoTech

Alto calor: El agua puede absorber grandes cantidades de calor sin experimentar significativos cambios en su temperatura. Esta propiedad es crucial para la regulación térmica en organismos vivos y para mantener climas estables en regiones cercanas a cuerpos de agua.

El agua como conductor de calor

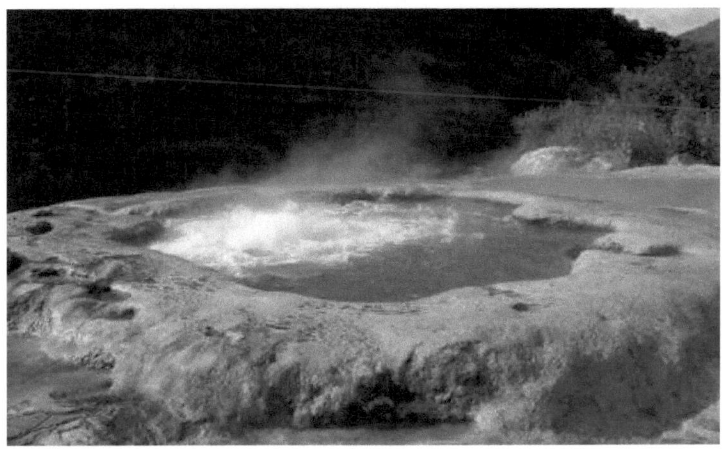

Fuente: Meteored

Conductividad eléctrica: Aunque el agua pura es un mal conductor de electricidad, el agua con impurezas o sales disueltas es altamente conductora. Esto se debe a la presencia de iones que facilitan la transmisión de corriente eléctrica (Gobierno de México, 2017).

El agua como conductor de energía

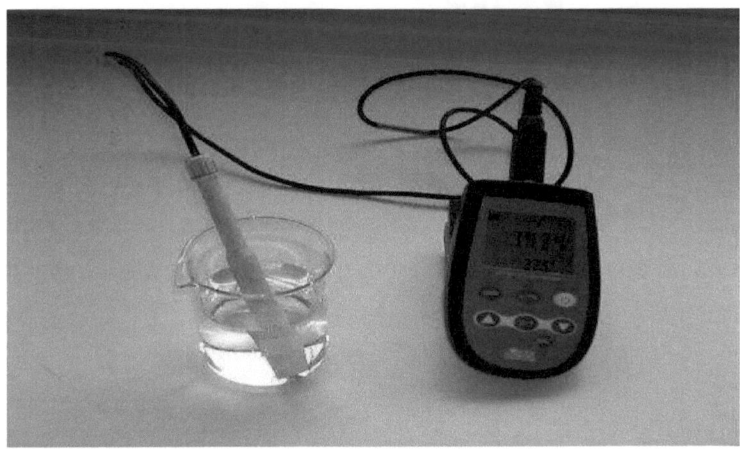

Fuente: Conductibilidad eléctrica

Minerales disueltos en el agua

El agua que consumimos cotidianamente no es completamente pura; contiene diversos minerales y elementos que son esenciales para la salud humana y el funcionamiento de los ecosistemas. Algunos de los minerales más comunes, son los siguientes:

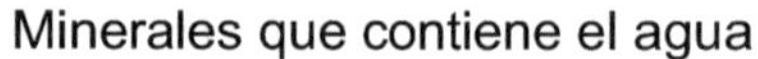

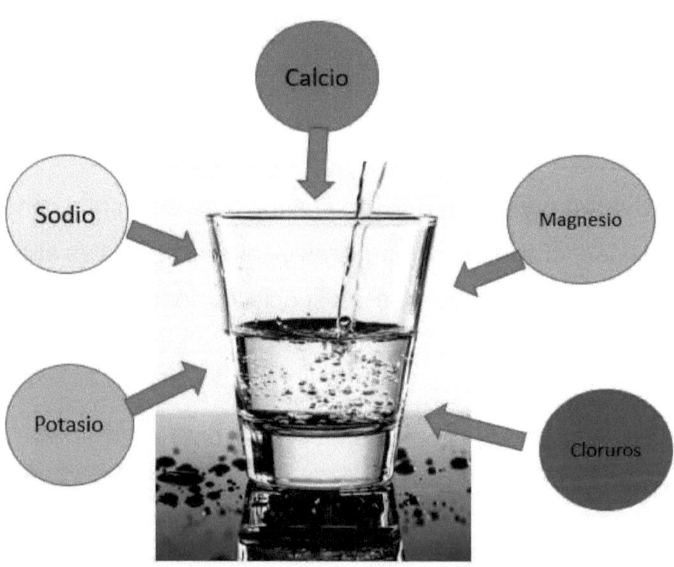

Calcio (Ca^{2+}): Fundamental para la formación de huesos y dientes, y juega un papel crucial en la contracción muscular y la coagulación sanguínea.

Magnesio (Mg^{2+}): Participa en más de 300 reacciones enzimáticas en el cuerpo humano, la síntesis de proteínas y la producción de energía.

Sodio (Na^{+}): Esencial para el equilibrio osmótico y la transmisión de impulsos nerviosos. También participa en la regulación de la presión arterial.

Potasio (K^{+}): Crucial para la función de los músculos y los nervios, como para mantener el equilibrio de fluidos en el cuerpo.

Cloruros: Mantienen el equilibrio de los fluidos corporales y participan en el componente como el ácido clorhídrico en el estómago.

Estos minerales no solo son vitales para la salud humana, sino que también desempeñan roles importantes en los procesos biológicos de plantas y animales, así como en la formación de estructuras geológicas como rocas y minerales (Fuentes, 2013).

Ciclo del Agua

El ciclo del agua, también conocido como hidrológico, es el proceso continuo en el que el agua circula entre la atmósfera, la superficie terrestre y el subsuelo. Este ciclo es esencial para mantener el equilibrio ecológico, regular el clima y garantizar el suministro constante de agua dulce para los seres vivos.

Fases del Ciclo del Agua

El ciclo del agua se compone de varias fases interconectadas:
Evaporación: El agua de océanos, ríos, lagos y otros cuerpos de agua se evapora por la energía solar. Este proceso convierte el agua líquida en vapor de agua, que asciende a la atmósfera.

Transpiración: Las plantas también contribuyen al ciclo del agua mediante la transpiración, donde el vapor libera agua a través de sus hojas.

Condensación: A medida que el vapor de agua se enfría en la atmósfera, se condensa formando pequeñas gotas que se agrupan para formar nubes.

Precipitación: Cuando las gotas de agua en las nubes se agrupan y se vuelven lo suficientemente pesadas, caen a la Tierra en forma de lluvia, nieve, granizo o aguanieve.

Infiltración: Parte del agua que se precipita, se infiltra en el suelo, recargando los acuíferos subterráneos y almacena agua subterránea.

Escorrentía/ Escurrimiento: El agua que no se infiltra fluye sobre la superficie terrestre hacia ríos, lagos y océanos, completando el ciclo. (Conserve Energy Future, 2020).

Ejemplificación del ciclo del agua

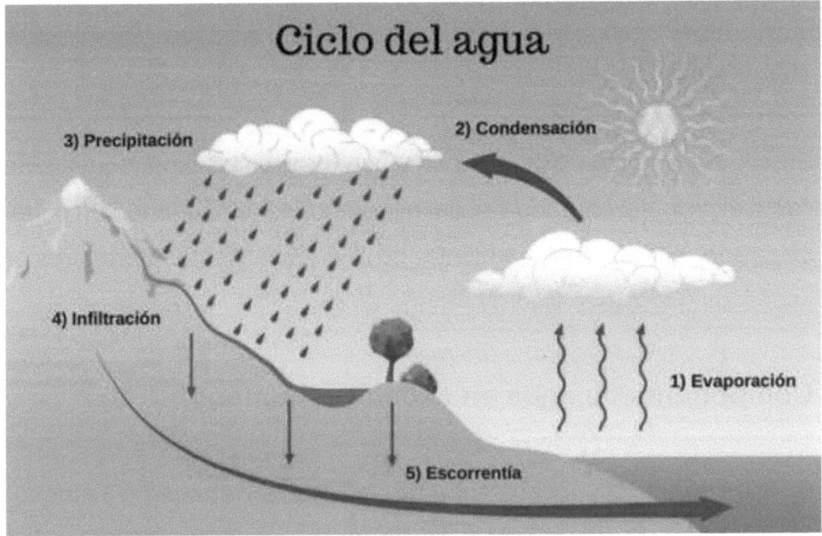

Fuente: Enciclopedia significados

Importancia del ciclo hidrológico

El ciclo del agua se desempeña un papel crucial en varios aspectos: **Regulación del clima:** Distribuye la caloría en la atmósfera, ayudando a regular las temperaturas globales y regionales.

Suministro de agua dulce: Garantiza el suministro continuo de agua fresca para consumo humano, agricultura y otros usos industriales.

Mantenimiento de ecosistemas: Proporciona el agua necesaria para la vida en los ecosistemas terrestres y acuáticos, son la biodiversidad.

Prevención de desastres naturales: Ayuda a mitigar fenómenos como sequías e inundaciones al distribuir el agua de manera equilibrada.

El ciclo del agua también interactúa con otros ciclos biogeoquímicos, como el ciclo del carbono y el del nitrógeno, desempeñando un papel integrado en el funcionamiento de los ecosistemas terrestres y acuáticos (Conserve Energy Future, 2020).

Componente de agua en el cuerpo humano

El agua es el componente más abundante en el cuerpo humano, representando entre el 50% y el 75% del peso corporal, de factores como la edad, el sexo y la constitución física. Su distribución en el organismo es fundamental para el funcionamiento adecuado de diversos sistemas y procesos biológicos.

Distribución del agua en el cuerpo

El agua en el cuerpo humano se distribuye en dos compartimentos principales

Agua Intracelular: Representa aproximadamente entre el 60% y 65% del agua total en el cuerpo y se encuentra dentro de las células. Este compartimento es vital para las reacciones metabólicas, el transporte de nutrientes y la eliminación de desechos celulares.

Agua Extracelular: Constituye entre el 35% y 40% restante y se distribuye de las células, principalmente en el plasma de la maniere, los líquidos intersticiales y el líquido cefalorraquídeo. El agua extracelular es crucial para el transporte de gases, gases y desechos hacia y desde las células (Araujo-Pulido, s/f).

Porcentaje del agua total en el cuerpo

Intracelular	60-65%
Extracelular	35-40%
Plasma	20% del agua extracelular
Espacio intersticial	80% del agua extracelular

Componente de agua en el cuerpo humano

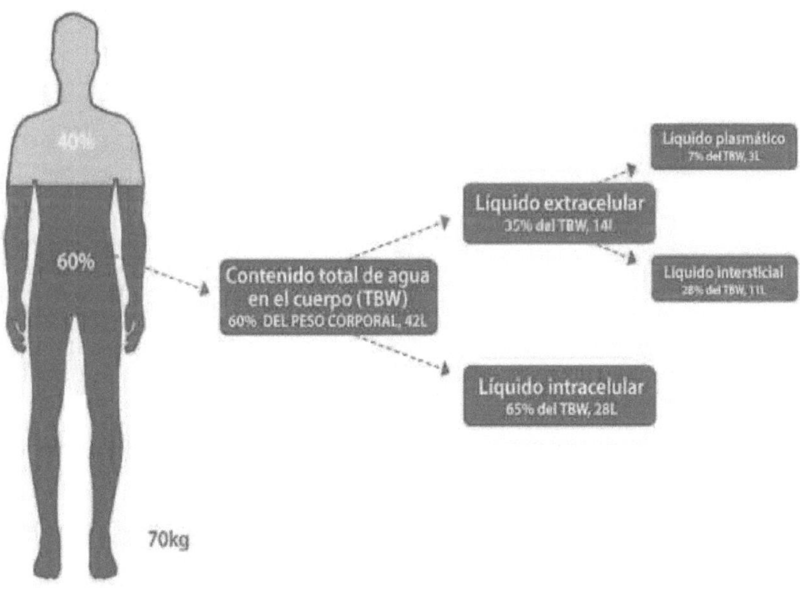

Fuente: Coordinación de Universidad Abierta y Educación Digital de la UNAM

Funciones del agua en el cuerpo humano

El agua se desempeña múltiples funciones esenciales en el organismo:

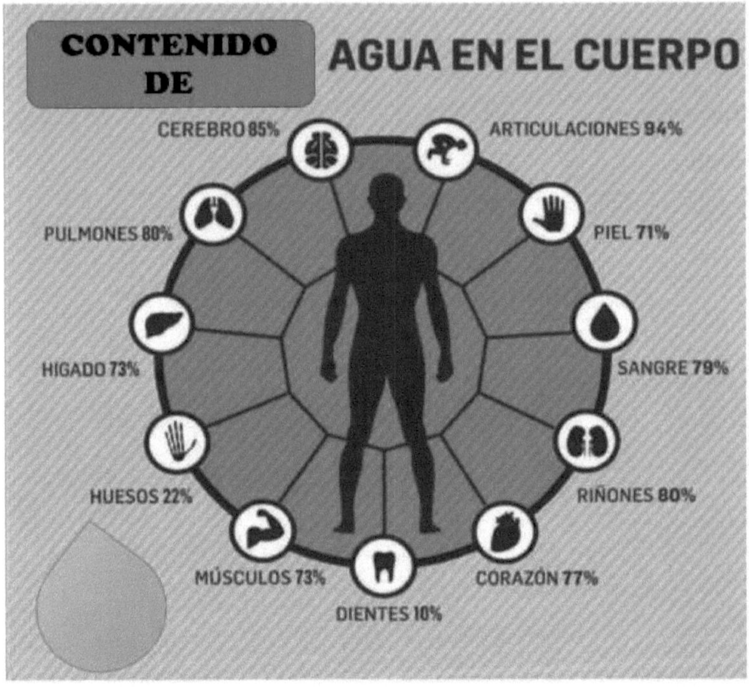

Fuente: Pinteres

Transporte de nutrientes y desperdicios: Facilita el transporte de nutrientes, oxígeno y hormonas a las células, y elimina los productos desecho metabólico.

Regulación de la temperatura corporal: A través de la sudoración y la evaporación, el agua ayuda a mantener una temperatura corporal constante, especialmente durante el ejercicio y en condiciones de calor extremo.

Lubricación de articulaciones y tejidos: El líquido sinovial en las articulaciones, el líquido cefalorraquídeo y otros fluidos corporales, lo que facilita el movimiento y protege los órganos.

Mantenimiento de la estructura celular: El agua proporciona soporte estructural a las células manteniendo su forma y facilitando las interacciones moleculares necesarias para las funciones celulares.

Participación en reacciones químicas: El agua es un reactivo y un producto en numerosas reacciones bioquímicas, la síntesis de moléculas y la descomposición de compuestos durante el metabolismo (Araujo-Pulido, s/f).

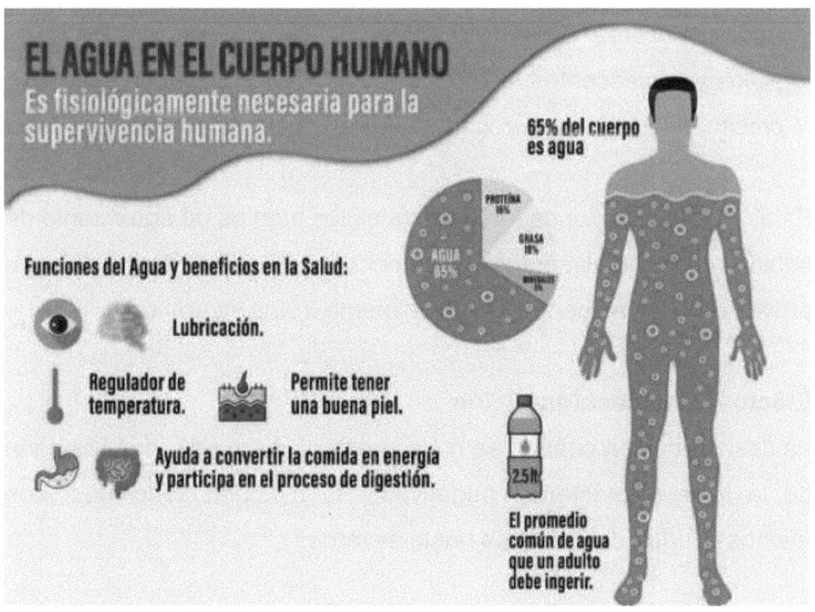

La Importancia de la hidratación en los humanos

La hidratación adecuada es fundamental para el bienestar físico y mental. El agua no solo es esencial para mantener las funciones corporales, sino que también sostiene el rendimiento físico, la concentración y el estado de ánimo.

Consumo diario

La cantidad de agua que una persona debe consumir diariamente varía ya que depende de diferentes factores, entre los que se pueden mencionar: el sexo, el nivel de actividad física, el clima y el estado de salud. Sin embargo, las recomendaciones generales son las siguientes:

Adultos Hombres: 3.7 litros al día.

Adultos Mujeres: 2.7 Aproximadamente litros al día.

Niños y adolescentes: Las necesidades varían según la edad y el crecimiento, pero generalmente entre 1.5 y 2.5 litros al día.

Estas recomendaciones incluyen todas las fuentes de agua, tanto de bebidas como de alimentos. Alrededor del 20% del consumo de agua proviene de los alimentos, especialmente frutas y verduras.

Efectos de la deshidratación

La deshidratación cuando se da la vuelta al cuerpo pierde más agua de la ingiere, afectando negativamente múltiples funciones. Los efectos pueden desde leves hasta severos:

Deshidratación Leve:

Sensación de sed.

Boca seca.

Fatiga y debilidad.

Reducción de la producción de orina.

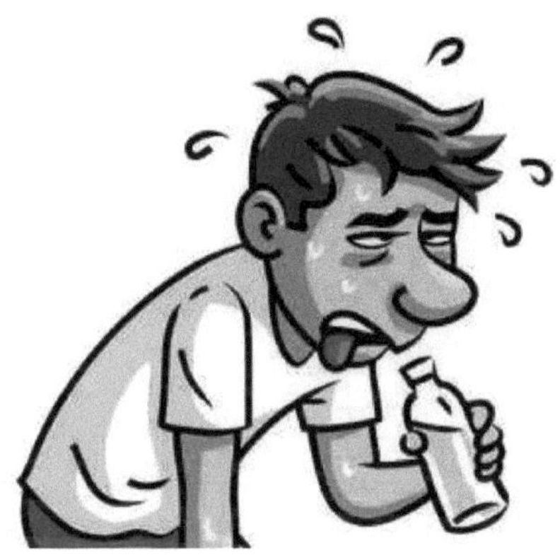

Deshidratación Moderada:

Dolor de cabeza.

Mareos y vértigo.

Calambres musculares.

Disminución de la capacidad cognitiva y concentración.

Deshidratación Severa:

Taquicardia

Confusión y pérdida de conciencia.

Insuficiencia renal.

Riesgo de choque y muerte si no se trata.

Es crucial reconocer los signos de deshidratación y tomar medidas inmediatas para rehidratar, especialmente en condiciones de calor extremo, durante el ejercicio intenso o en personas con enfermedades que causan excesiva pérdida de líquidos (Gobierno de México, 2017).

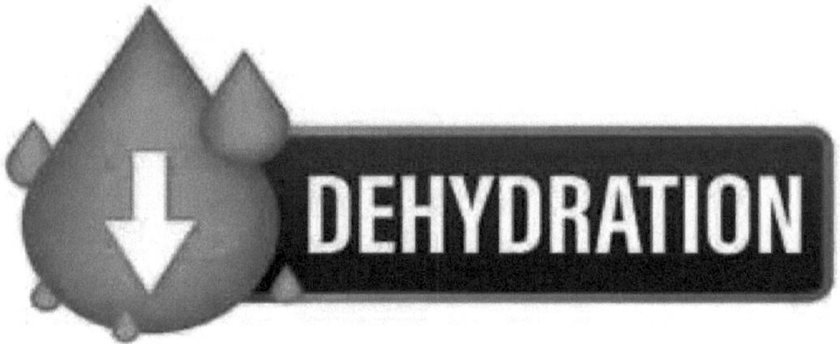

Fuente: Shuttersock

Beneficios del consumo de agua en el cuerpo

El consumo adecuado de agua ofrece múltiples beneficios para la salud y el funcionamiento óptimo del organismo. A continuación, se detallan algunos de los beneficios más importantes:

Mejora de la función renal

El agua es esencial para la función renal, ya que facilita la eliminación de toxinas y desechos a través de la orina. Una hidratación adecuada ayuda a prevenir la formación de cálculos renales y reducir el riesgo de infecciones del tracto urinario. Además, el agua contribuye a mantener la presión arterial dentro de niveles saludables, protegiendo los riñones de daños por presión excesiva.}

Mantenimiento de la piel hidratada

El agua juega un papel vital en la salud de la piel. Una hidratación adecuada contribuye a mantener la elasticidad de la piel, previniendo la aparición de arrugas y promoviendo un aspecto saludable. Además, el agua ayuda a eliminar las toxinas que pueden causar acné y otras afecciones, mantener la piel y limpiar de impurezas.

En la digestión

El agua es esencial para la digestión y absorción de nutrientes. Ayuda a descomponer los alimentos en el tracto digestivo, facilitando el transporte de nutrientes a través de las paredes intestinales hacia el torrente sanguíneo. Además, el agua previene el estreñimiento al ablandar las heces y los movimientos intestinales.

Regulación de la temperatura

El agua participa en la regulación de la temperatura corporal a través de la sudoración y la evaporación del sudor en la piel. Este proceso de enfriamiento es crucial para mantener una temperatura interna constante, especialmente durante el ejercicio físico y en climas cálidos.

Mejora del rendimiento físico y mental

Una hidratación adecuada mejora el rendimiento físico al mantener la función muscular y prevenir la fatiga. También positivamente en las funciones cognitivas, como la concentración, la memoria y la capacidad de resolver problemas. La deshidratación, por el contrario, puede disminuir la agudeza mental y la capacidad de tomar decisiones rápidas y precisas.

Prevención de enfermedades

El consumo regular de agua contribuye a la prevención de diversas enfermedades, incluyendo infecciones del tracto urinario, cálculos renales, trastornos digestivos. Además, una buena hidratación fortalece el sistema inmunológico, ayudando al cuerpo a la prevención de infecciones y enfermedades de manera más eficiente (Mariné, s/f).

Nutrición y el agua

El agua es una parte fundamental de la nutrición humana. No solo es esencial para la supervivencia, sino que también se ha de desempeñar un papel crucial en la absorción y el transporte de nutrientes, el metabolismo y la eliminación de desechos.

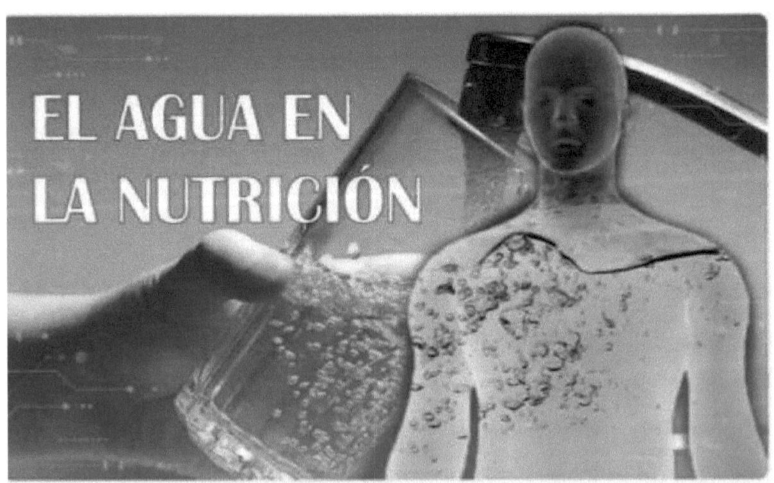

Agua como parte fundamental de la dieta

El agua constituye el 60% de los alimentos que consumimos, especialmente en frutas y verduras. Incorporar alimentos ricos en agua en la dieta diaria contribuye significativamente a la ingesta total de líquidos y aporta vitaminas y minerales. Por ejemplo, frutas como la sandía y el pepino contienen más del 90% de agua, lo que las convierte en excelentes opciones para mantenerse hidratado.

Relación entre agua y metabolismo

El agua es esencial para el metabolismo energético. Participa en la descomposición de los macronutrientes (carbohidratos, proteínas y grasas) y facilita la síntesis de nuevas moléculas necesarias para el crecimiento y reparación celular. Además, el agua como un medio para las reacciones químicas que ocurren dentro de las células, permiten que las enzimas funcionen de manera eficiente.

Regulación del apetito

El consumo de agua puede influir en la regulación del apetito y el control del peso corporal. Beber agua antes de las comidas puede ayudar a reducir la ingesta calórica, ya que el agua ocupa espacio en el estómago, generando una sensación de saciedad. Además, la cantidad de peso y el mantenimiento de un peso saludable.

Apoyo en la absorción de nutrientes

El agua facilita la disolución y el transporte de nutrientes a través del torrente sanguíneo hacia las células. Sin una hidratación, el cuerpo no puede absorber ni transportar los esenciales nutrientes, lo que puede llevar a unas afecciones nutricionales y comprometer la salud general (Botanical, s/f).

Importancia de la higiene en el agua de consumo humano

El acceso a agua potable es un derecho fundamental y una necesidad básica para la salud pública. La higiene en el manejo y consumo del agua es crucial para prevenir enfermedades por el agua y garantizar una vida saludable.

Normativas internacionales sobre el agua potable

Diversas organizaciones internacionales han establecido políticas y directrices para garantizar la calidad del agua potable. La Organización Mundial de la Salud (OMS) es una de las principales entidades que definen estándares globales para la calidad del agua, parámetros incluyendo físicos, químicos y biológicos que deben asegurar para asegurar que el agua sea segura para el consumo humano.

Directrices para la calidad del agua potable

Contaminantes Microbiológicos: Limitar la presencia de bacterias, virus y parásitos que pueden causar enfermedades como el cólera, la disentería y la fiebre tifoidea.

Contaminantes Químicos: Establecer límites para metales pesados (plomo, mercurio, arsénico), pesticidas, y otros químicos que pueden ser tóxicos para la salud humana.

Contaminantes Físicos: Garantizar la transparencia, ausencia de turbidez excesiva y buen sabor del agua.

Contaminantes microbiológicos

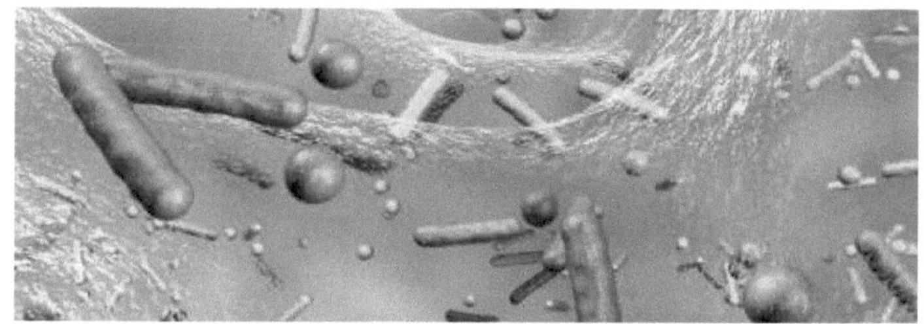

Contaminación química

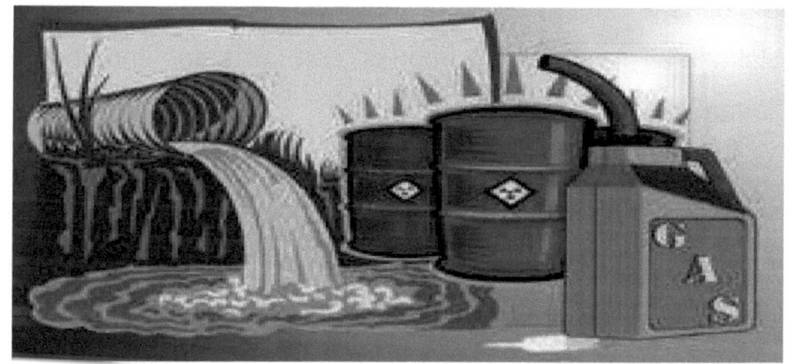

Contaminantes físicos

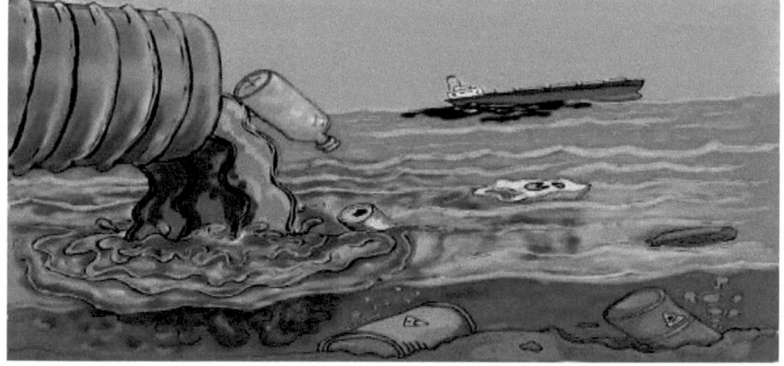

Estas normativas buscan proteger la salud pública a través de la prevención de enfermedades y la promoción de un entorno saludable (Organización Mundial de la Salud, 2020).

Consecuencias del consumo de agua contaminada

El consumo de agua contaminada puede tener graves consecuencias para la salud humana y el medio ambiente:

Enfermedades Infecciosas: Agua contaminada con patógenos puede causar enfermedades infecciosas graves, afectando especialmente a niños y personas con sistemas inmunológicos debilitados.

Toxicidad Crónica: La exposición a químicos contaminantes puede llevar a enfermedades crónicas como cáncer, trastornos neurológicos y daños renales.

Impacto Ambiental: La contaminación del agua a los ecosistemas acuáticos, dañando la biodiversidad y alterando el equilibrio natural de los hábitats.

Problemas Económicos: Las comunidades que dependen de fuentes de agua contaminadas enfrentan costos elevados en tratamiento de enfermedades y pérdida de productividad laboral.

La falta de acceso a agua potable también contribuye a la pobreza y la desigualdad social, ya que las personas deben dedicar tiempo y recursos a buscar y purificar agua en condiciones a menudo insalubres (Organización Mundial de la Salud, 2023).

Clorado del agua

La cloración es una de los métodos más efectivos y ampliamente utilizados para desinfectar el agua y eliminar microorganismos patógenos. Existen varias formas de clorar el agua, cada una con sus propias ventajas y desventajas.

Métodos de desinfección del agua con cloro

Cloro Líquido (Hipoclorito de Sodio):

- Descripción: Es una solución líquida que contiene un 5-6% de hipoclorito de sodio.
- Uso: Utilizado en sistemas grandes de tratamiento de agua debido a su facilidad de dosificación y mezcla.
- Ventajas: Eficaz en la eliminación de una amplia gama de microorganismos; fácil de manejar en grandes volúmenes.
- Desventajas: Son productos que son potencialmente dañinos para la salud si no se controla.

Cloro Líquido

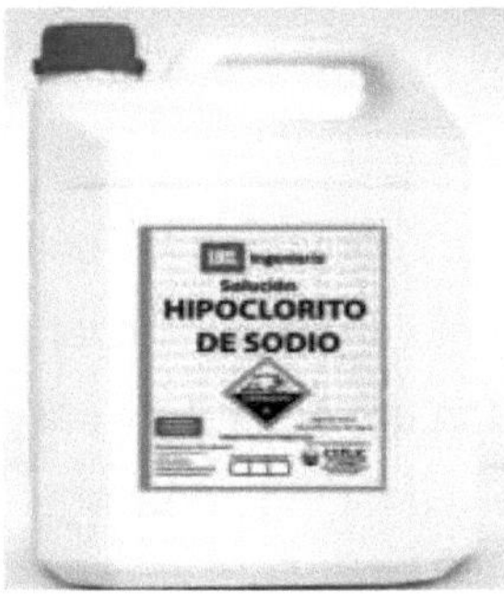

Hipoclorito de Calcio:

- Descripción: Un compuesto sólido que se entrene en un 70% de hipoclorito de calcio.
- Uso: Adecuado para comunidades pequeñas y aplicaciones domésticas.
- Ventajas: Más estable que el cloro líquido; fácil de almacenar y transportar.
- Desventajas: Concentrado menos que el cloro líquido, lo que puede requerir mayores cantidades para lograr la desinfección deseada.

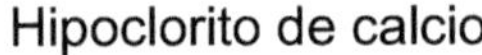

Hipoclorito de calcio

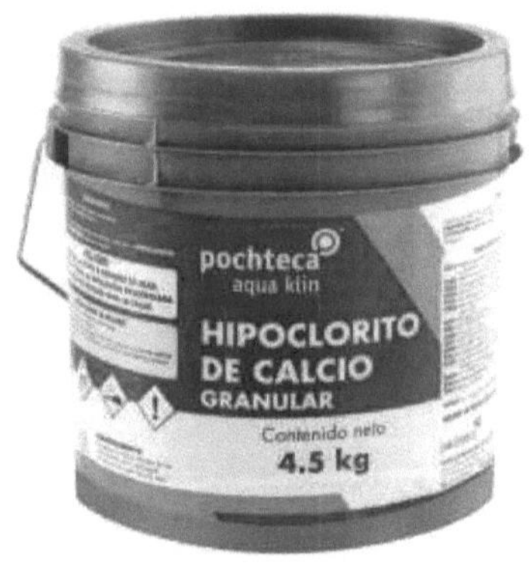

Tabletas de Cloro

- Descripción: Estas son formas sólidas de cloro que se disuelven lentamente en el agua, liberando cloro gradualmente para la desinfección del agua. Las pastillas o tabletas de cloro utilizadas en la cloración del agua generalmente están compuestas de hipoclorito de calcio $Ca(ClO)_2$) o tricloroisocianurato de sodio ($NaCl(C_3N_3O_3)$. Estos compuestos contienen y liberan cloro gradualmente en el agua para desinfectarla.

- Uso: Utilizadas en situaciones de emergencia, campamentos y purificación de agua doméstica.
- Ventajas: Portátiles y fáciles de usar; no requieren equipos para la dosificación.
- Desventajas: Menos eficaces en la eliminación de ciertos microorganismos resistentes; el sabor y olor del cloro pueden ser desagradables si no se dosifican correctamente.

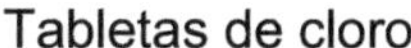
Tabletas de cloro

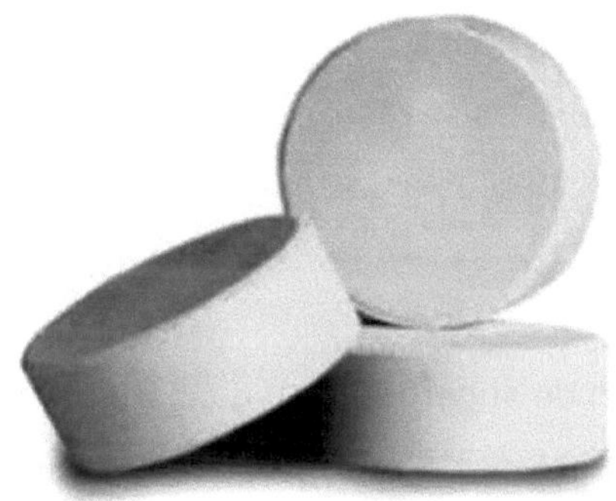

Cloraminas:

- Descripción: Las cloraminas son desinfectantes más estables y se utilizan en algunos sistemas de tratamiento de agua. Compuestos de cloro y amoníaco que actúan como desinfectantes a largo plazo.
- Usos: Utilizadas en sistemas de distribución de agua para proporcionar una desinfección residual.

- ➢ Ventajas: Menor formación desinfección; desinfección residual más duradera.
- ➢ Desventajas: Menos efectivas que el cloro libre en la eliminación de ciertos microorganismos; pueden generar olores desagradables.

Ventajas y desventajas de la cloración

Ventajas:

- ✓ Efecto: Altamente efectiva en la eliminación de bacterias, virus y protozoos patógenos.
- ✓ Costo: Relativamente económico y accesible para la mayoría de las comunidades.
- ✓ Facilidad de Uso: Métodos de dosificación y aplicaciones sencillas y adaptables a diferentes escalas.

Desventajas:

- ✓ Formación de subproductos: La cloración puede generar como los trihalometanos (THM) y los ácidos haloacéticos (HAA) que son carcinogénicos.
- ✓ Sabor y olor: El cloro puede provocar un sabor y olor desagradables al agua si no se dosifica correctamente.
- ✓ Efectividad en condiciones adversas: Menos efectiva en aguas con alta turbidez o contenido orgánico elevado, lo que puede reducir su capacidad de desinfección.

Para mitigar las desventajas, es fundamental controlar adecuadamente la dosificación de cloro y considerar métodos adicionales de tratamiento, como la filtración, para mejorar la calidad del agua antes de la cloración.

El agua en la desinfección de los alimentos

El agua es un componente esencial en el proceso de lavado y desinfección de alimentos, especialmente aquellos que se consumen crudos, como frutas y verduras. La calidad del agua utilizada en este proceso es crucial para prevenir la contaminación de los alimentos microorganismos con patógenos.

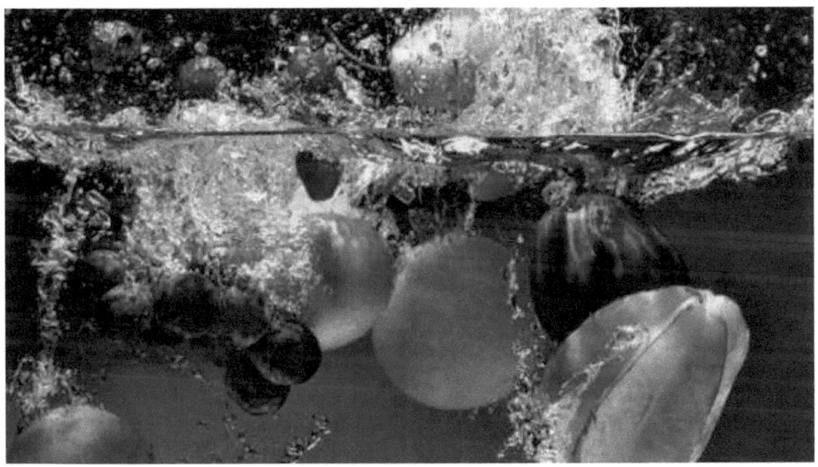

Métodos de lavado y desinfección de frutas y verduras

Lavado con agua limpia:

- Descripción: Utilización de agua potable para enjuagar frutas y verduras y eliminar suciedad superficial y residuos de pesticidas.

- Ventajas: Simple y eficaz para eliminar partículas visibles.
- Desventajas: No eliminan patógenos a la superficie.

Desinfección con soluciones de cloro:

- Descripción: Uso de soluciones diluidas de cloro (generalmente entre 50-200 mg/L) para desinfectar frutas y verduras después del lavado inicial.
- Ventajas: Eficaz en la reducción de microorganismos patógenos.
- Desventajas: Puede afectar el sabor y la textura de los alimentos si no se enjuagan bien después de la desinfección.

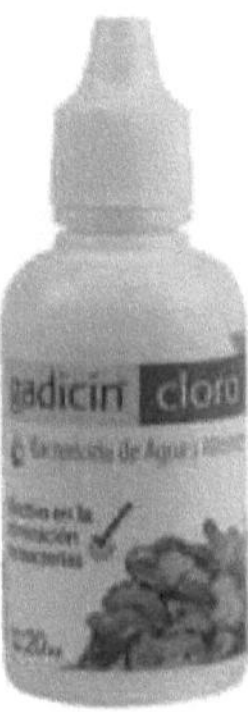

Uso de productos comerciales desinfectantes:

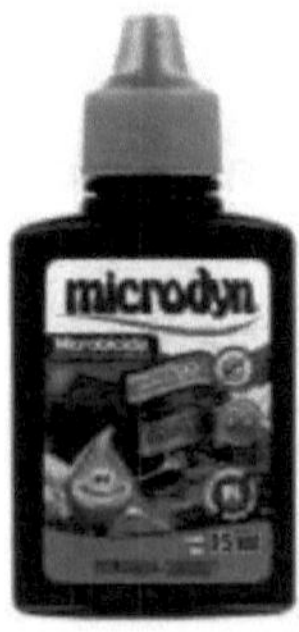

- Descripción: Empleo de desinfectantes específicos aprobados para la lavado de alimentos, como el ácido peracético y el peróxido de hidrógeno.
- Ventajas: Alternativas efectivas al cloro, con menor formación de subproductos.
- Desventajas: Costo más elevado y necesidad de seguir estrictamente las instrucciones de uso.

Métodos de ultrasonido y tecnología UV:

- Descripción: Uso de ondas ultrasónicas o luz ultravioleta para desinfectar alimentos sin el uso de productos químicos.
- Ventajas: No deja residuos químicos.
- Desventajas: Requiere equipos especializados y puede ser costoso para implementar una gran escalada.

Normas sanitarias del agua en el manejo de alimentos

En muchos países, existen normativas que establecen los requisitos de calidad del agua utilizada en la manipulación y desinfección de alimentos. Estas normativas buscan evitar la contaminación cruzada y garantizar la seguridad alimentaria.

Norma Oficial Mexicana NOM-251-SSA1-2009

La NOM-251-SSA1-2009 establece los requisitos sanitarios para el manejo de aguas en establecimientos de alimentos y bebidas.

Algunos de los puntos claves

Calidad del Agua: El agua para la manipulación y desinfección de alimentos que debe cumplir con los estándares de potabilidad establecidos por la NOM-127-SSA1-1994.

Métodos de desinfección: Se deben utilizar métodos efectivos de desinfección, como la cloración, para reducir la carga microbiana del agua utilizada en el lavado de alimentos.

Mantenimiento de equipos: Los equipos utilizados para el lavado y desinfección deben mantenerse limpios y en buen estado para prevenir la contaminación.

Capacitación del personal: El personal encargado del manejo de los alimentos debe estar capacitado en prácticas de higiene y manejo del agua.

Cumplir con estas normativas es esencial para prevenir brotes de enfermedades por alimentos y garantizar la salud de los consumidores (Organización Mundial de la Salud, 2020).

El agua es un componente vital para la vida en la Tierra, tiene roles fundamentales en la salud humana, los ecosistemas y el equilibrio climático. Su composición química y sus propiedades fisicoquímicas la convierten en un solvente universal, esencial para una amplia variedad de procesos biológicos y ecológicos. El ciclo del agua garantiza la distribución y la renovación constante de este recurso, mantener el equilibrio ambiental y contar con el suministro de agua dulce.

En el cuerpo humano, el agua es indispensable para mantener funciones vitales como la regulación de la temperatura, el transporte de nutrientes y la eliminación de desechos. La hidratación adecuada es crucial para el bienestar físico y mental, previniendo enfermedades y mejorando el rendimiento general del organismo.

La higiene en el manejo y consumo del agua es igualmente importante para prevenir enfermedades y garantizar la salud pública. Métodos como la cloración son efectivos para desinfectar el agua, aunque es necesario controlar su dosificación para evitar la formación de los subproductos.

Finalmente, el agua juega un papel esencial en la desinfección de alimentos, que ha sido de la seguridad alimentaria y previniendo brotes de enfermedades transmitidas por alimentos. Cumplir con las normativas sanitarias es crucial para mantener altos estándares de higiene y seguridad en la manipulación de alimentos (Secretaria de salud, 2016).

Calidad del agua y la salud

La sustancia inherente a la vida en el planeta Tierra es el agua, por lo que cada persona debe disponer de este elemento de forma suficiente, segura y accesible, generando beneficios a la salud del ser humano. Esta calidad del agua es un indicador fundamental del desarrollo sostenible por lo cual abarca el campo de salud ambiental (Villena, 2018).

Por lo que la calidad del agua también es crucial para el medio ambiente. El agua desempeña un papel clave en el ecosistema, ya que es un recurso esencial para la supervivencia de todas las formas de vida. Asegurar la pureza y salubridad de nuestras fuentes de agua es imprescindible para mantener el equilibrio de los ecosistemas y la biodiversidad.

Además, la calidad del agua influye directamente en la economía. Los recursos hídricos son esenciales para actividades económicas como la agricultura, la pesca, la energía y el turismo. Por lo tanto, la calidad del agua no solo es importante desde el punto de vista ecológico y de salud, sino que también tiene un gran impacto en la economía.

Parámetros de la calidad del agua

- Físicos

Como su propio nombre lo indica se refiere a las características físicas del agua, siendo susceptibles a los sentidos (olfato, vista, gusto, tacto y oído), tienen directa incidencia sobre las condiciones estéticas y de aceptabilidad del agua, estos son las características organolépticas (color, olor y sabor), temperatura, turbidez, conductividad, solidos totales disueltos (Flores et al., 2019).

- Turbiedad

Ocasionada por partículas que se encuentran en suspensión que influyen a simple vista en la trasparencia del agua, aunque no se conocen exactamente cómo influye en la salud humana, habiéndose demostrado que es muy importante en el proceso de eliminación de microrganismos patógenos, ya que las partículas que causan la turbiedad protegen en forma física a los microorganismos (m.o.) de la acción del desinfectante como puede ser el cloro, La turbiedad se mide mediante un turbidímetro cuyas unidades se denominan unidades nefelométricas de turbiedad (Giraldo y Carvajal, 2019).

- Temperatura

Es uno de los parámetros de mayor importancia, ya que esta actúa en las reacciones químicas, al igual que en la velocidad de reacción, y es indispensable para determinar la aptitud para ciertos usos del agua, este indicador influye en el comportamiento de otros indicadores de calidad de agua como el pH, conductividad eléctrica, déficit de oxigeno entre otras variables fisicoquímicos (Paniagua, 2017).

- Conductividad eléctrica

Se refiere a la capacidad que tiene el agua para conducir la energía eléctrica esto por las sustancias disueltas ionizadas presentes, es lo opuesto al concepto de resistividad, siendo un indicador de mineralización del agua, cuyas unidades de medida comúnmente utilizadas son el Siemens/cm (S/cm), con una magnitud de 10^-6, es el microSiemens/cm (µS/cm), o en 10^-3, es el miliSiemens/cm (mS/cm). La conductividad eléctrica es proporcional a los sólidos disueltos en el agua, de tal manera que a mayor concentración mayor conductividad (Olivera, 2019).

- Químicos

Estos parámetros comprenden a los orgánicos, los inorgánicos y los gases; los orgánicos miden la cantidad de materia orgánica (MO) existentes en el agua, de esto se entiende que a mayor concentración de MO en el agua menor calidad del agua, entre ellos tenemos DQO (demanda química de oxígeno), DBO (demanda bioquímica del oxígeno), y en los inorgánicos los de mayor relevancia son el pH y la concentración de sales, mientras entre los gases presentes generalmente en las aguas naturales son el oxígeno, dióxido de carbono y nitrógeno, que son gases comunes en la atmósfera, mientras que los gases presentes en las aguas residuales son el amoniaco, sulfuro de hidrógeno y metano, los cuales proceden de la descomposición de la MO; mientras que, en las aguas desinfectadas o potabilizadas se puede encontrar el ozono y el cloro, según lo vertido por Flores et al. (2019). A continuación se detallan los más importantes:

Oxígeno disuelto.- Generalmente proviene del aire y su presencia es muy importante en el agua, de tal manera que un nivel bajo de presencia de oxígeno en el agua puede ser indicativo que el agua está muy contaminada, esto debido a la alta carga de MO o una actividad bacteriana muy intensa, por ello consideramos a este parámetro como un indicador del nivel de contaminación. Cuando los niveles de oxígeno disuelto en el agua caen a 5 mg/L, la vida acuática es puesta bajo presión, cuando los niveles de oxígeno están por debajo de 1 a 2 mg/L por unas pocas horas pueden morir grandes cantidades de peces (Olivera, 2019).

PH.- Este indicador tiene mucha influencia en muchos de los fenómenos ocurrentes en el agua y en la infraestructura de las redes de distribución de agua; y es que se puede indicar que no tiene efectos directos sobre la salud humana; sin embargo, puede incidir durante la coagulación y desinfección del agua (Giraldo y Carvajal, 2019).

Cloro residual.- Es la sustancia más común utilizada en los sistemas de desinfección, el cual consiste en la extracción, eliminación o desactivación de m.o. patógenos existentes en la misma. La destrucción y/o desactivación de los m.o. significa el final de la reproducción y/o crecimiento de los m.o., de tal manera que si no son eliminados estos pueden causar enfermedades de transmisión hídrica (Olivera, 2019).

Metales pesados.- Los metales que tienen mayor impacto en la salud humana son cadmio, mercurio, plomo y arsénico, generando riesgos para la salud humana según su concentración en el agua que se consume, también el impacto puede ser sobre la salud mediante exposición prolongada o por bio-acumulación, estos pueden ocasionar daños al organismo y/o pueden ser cancerígenos (Reyes et al., 2016).

Biológicos y/o microbiológicos.- Las aguas de consumo humano de origen superficial se encuentran expuestas a una amplia gama de factores los cuales pueden alterar su calidad biológica y esto puede ocasionar cambios complejos o simples con distintos niveles de intensidad. La alteración se origina en eventos naturales o en actividades antrópicas, como el uso doméstico del agua y de igual manera en generación de aguas residuales, actividades agrícolas, mineras, industriales, entre otras. La contaminación fecal de las fuentes de aguas superficiales de consumo humano es uno de los problemas que más preocupa a los países subdesarrollados, los bioindicadores más comunes se basan en medir la presencia de m.o. como bacterias coliformes que producen contaminación fecal y los m.o. patógenos que producen el cólera (Flores et al., 2019).

Coliformes totales.- Están conformadas por las bacterias Enterobacteriaceae, su característica principal es el de fermentar la lactosa, producir ácido y gas en un promedio de 48 horas a una temperatura de 30 a 37 grados centígrados (Olivera, 2019).

Coliformes termotolerantes.- De las investigaciones realizadas se sabe que la contaminación fecal del agua está muy relacionada con la transmisión hídrica de agentes patógenos, también se les denomina bacilos gram-negativos no esporulados, generalmente son de origen intestinal, el microorganismo principal es la Escherichia coli (Olivera, 2019).

Parásitos.- Dentro de los parásitos patógenos los cuales se transmiten por el consumo de agua se encuentran dos grupos: helmintos y protozoos.

a) Helmintos: son m.o. pluricelulares muy resistentes a los cambios de humedad, temperatura y pH; así mismo a la desinfección por el cloro, los cuales son causantes de altas tasas de morbilidad por consumo de aguas contaminadas, los huevos de helmintos son indicadores de la existencia de parásitos en el agua (Campos et al., 2018).

b) Protozoos: sus formas parasitarias pueden ser trofozoitos, quistes u ooquistes que son generalmente retenidos en los procesos de filtración de los sistemas de tratamiento de agua potable y algunos son resistentes a la cloración como los ooquistes. Son causantes de enfermedades diarreicas en los seres vivos que parasitan (Menocal y Caraballo, 2014).

El bienestar integral y la salud de las personas dependen de factores como su genética, estilos de vida, factores medioambientales y su acceso a los servicios sanitarios, de los cuales se le atribuye al agua como uno de los factores medioambientales que determinan la morbilidad a nivel mundial (Dueñas, C., Sánchez, V., Ayuque, J., Chanca, K., & Palomino, P., 2020).

Según la OMS (2022), El agua segura y suficiente facilita la práctica de la higiene, que es una medida clave para prevenir no solo enfermedades diarreicas, sino también infecciones respiratorias agudas y numerosas enfermedades tropicales desatendidas. En este mismo Informe se señala que en el mundo hay al menos 2000 millones de personas que utilizan una fuente de agua para consumo humano contaminada con heces, lo que supone un mayor riesgo en cuanto a salubridad y transmisión de enfermedades como la diarrea, el cólera, la disentería, la fiebre tifoidea y la poliomielitis.

El agua contaminada es un caldo de cultivo para una variedad de patógenos y sustancias tóxicas que pueden causar enfermedades graves en humanos. A continuación, se detallan algunas de las enfermedades más comunes asociadas con el consumo y el uso de agua contaminada

Situación del agua en el mundo

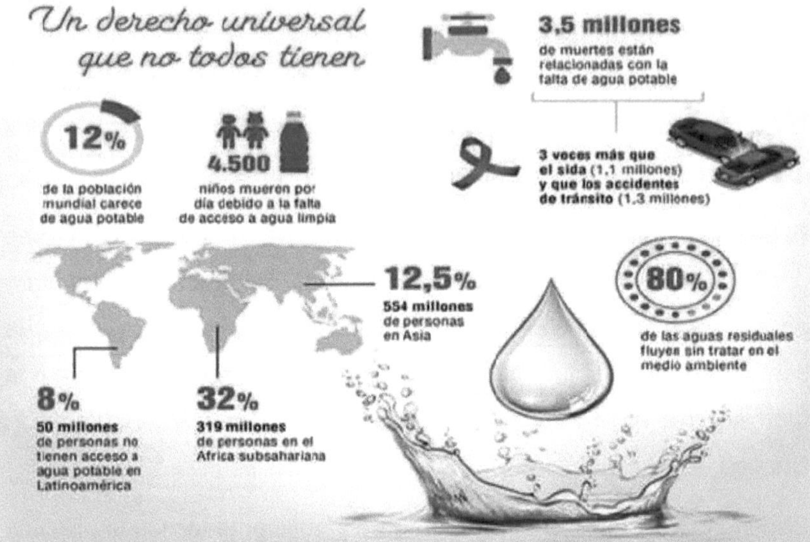

Fuente: Consejo Mundial del Agua, 2024

Enfermedades de Origen Microbiológico

1. Cólera

El cólera es una enfermedad diarreica aguda causada por la ingestión de alimentos o agua contaminados con el bacilo Vibrio Cholerae. El cólera sigue siendo una amenaza mundial para la salud pública y un indicador de inequidad y falta de desarrollo social. La OMS (2018) calcula que cada año hay en el mundo entre 1,3 y 4 millones de casos de cólera, y entre 21 000 y 143 000 defunciones por esta causa.

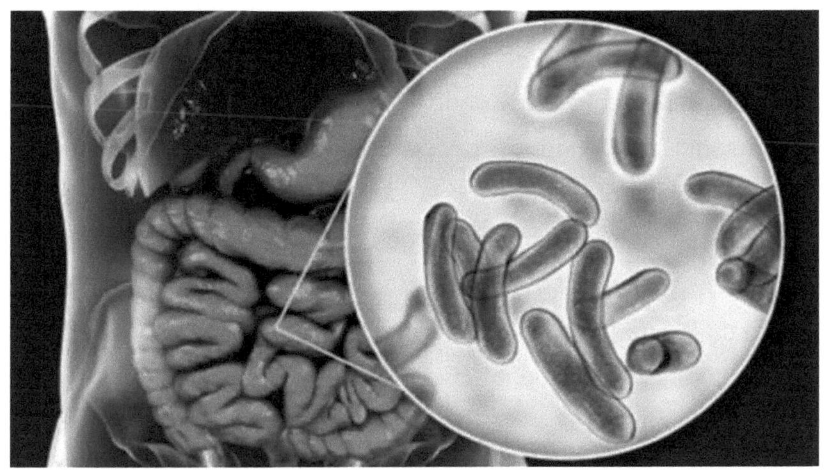

El cólera se manifiesta en una infección intestinal que podría causar la muerte.- Foto tomada de Shutterstock

El cólera es una enfermedad prevenible y controlable a través de acciones que incluyen la vigilancia epidemiológica, el diagnóstico oportuno, la atención médica, la vigilancia del saneamiento ambiental y el fomento para la salud; estas acciones se realizan conjuntamente por los sectores público, social y privado (OMS, 2018; Norma Oficial Mexicana).

La carga global de cólera a nivel mundial es desconocida debido a que la mayoría de los casos no son notificados dada la limitación de los sistemas de vigilancia y de laboratorio. Aproximadamente 1.3 mil millones de personas viven en áreas de riesgo, de las cuales se estima la ocurrencia de 2.8 millones de casos cada año, incluidas 91 mil defunciones en 51 países endémicos (Mendoza, E. O., Plancarte, T. M., Sampayo, C. E., & Campos, A. S. (2019).

En México, el cólera se reintrodujo en junio de 1991 y la epidemia alcanzó su acmé en 1995 cuando se notificaron 16,430 casos con una incidencia de 17.9 por cada 100 mil habitantes, posteriormente se presentó una tendencia descendente debida a las acciones de control implementadas hasta la conclusión de la ocurrencia de enfermos en 2001. Durante el periodo de 2002 al 2009 no se registró ningún caso en el país, hasta el año 2010 cuando se identificó un nuevo caso en Sinaloa. Posteriormente ocurrió otro caso en 2011 y dos en 2012 en la misma entidad federativa.

Según datos del Gobierno del Estado de México (2017), En el año 2013 se introdujo en el país la nueva cepa de cólera circulante en los brotes en Haití y otros países de América, dando origen a la ocurrencia de 187 casos en los estados de Hidalgo (159 casos), Veracruz (14), Estado de México (9), Distrito Federal (3) y San Luis Potosí (2), que disminuyeron a solo 14 en el 2014 gracias a la implementación de un sistema de vigilancia altamente sensible que oriento las acciones de control. Durante el 2015 y 2016 se confirmaron dos casos de cólera en el país, cuya cepa coincidió con la circulante en los años 90.

El cólera sigue representando una amenaza para la salud pública es un indicador clave de la falta de desarrollo social. Si bien no supone una amenaza para los países con condiciones adecuadas de saneamiento y acceso a agua potable, la enfermedad sigue siendo un reto para los países en que estas condiciones aún no están presentes (Mendoza, E. O., Plancarte, T. M., Sampayo, C. E., & Campos, A. S. (2019).

En 2017 la OMS calcula que cada año se producen entre 3 a 5 millones de casos de cólera y entre 100 000 y 120 000 defunciones en 50 países en el mundo, donde África había sido la región más afectada hasta el 2011, sin embargo, con la introducción de cólera en Haití, país con graves problemas de sanidad, donde han ocurrido cerca de 600 mil casos y 7 500 defunciones, (incidencia de 5,941 por 100,000 y letalidad del 1.2 por 100) han ubicado a la Región de América como el primer lugar en morbilidad y mortalidad por Cólera.(OMS, 2018) .

Después de siete pandemias a nivel mundial, se ha determinado que el cólera aparece principalmente como consecuencia de situaciones de contingencia tales como tormentas tropicales, inundaciones, terremotos, maremotos, sequías, así como en campamentos de refugiados o desplazados a causa de las guerras. Sumado a esto, existen regiones en África subsahariana, Asia y América Latina que presentan cólera endémico debido a factores que favorecen su permanencia como el medio ambiente, el hacinamiento, la escasez del agua potable, la contaminación de los alimentos y la eliminación inapropiada de los desechos y las deposiciones humanas o por la existencia de infraestructuras sanitarias inadecuadas (García, H., Valera, R. & Menéndez, J., 2010).

Actualmente el cólera continua siendo una amenaza global “Es una enfermedad típica de países pobres”, por la presencia de estructuras de saneamiento de aguas residuales y de distribución de agua potable muy deficientes, debido a que la vía de transmisión es por agua y alimentos contaminados, la falta de acceso al agua o acceso a fuentes hídricas contaminadas, se convierten en un riesgo potencial de brote y/o epidemia de la enfermedad, íntimamente ligados con determinantes sociales, ambientales e inequidades sanitarias o del sistema de salud.(Organización Panamericana de la Salud, 2013).

Sin duda alguna lo anterior expuesto nos lleva a considerar que el agua potable y el saneamiento son fundamentales para prevenir y controlar la transmisión de esta enfermedad, que puede ser un reto en las comunidades en situación de pobreza y conflicto.

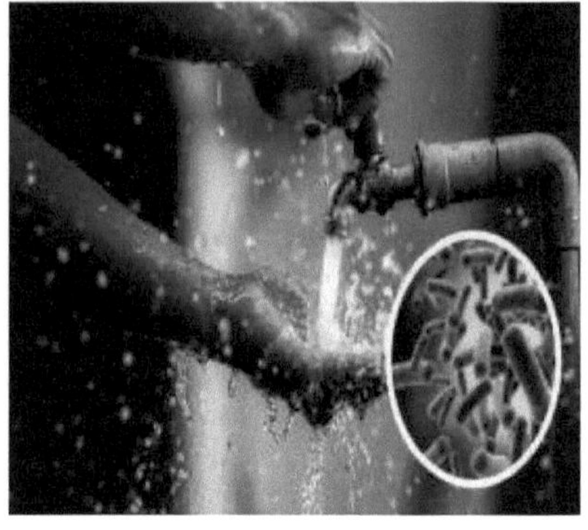

Fuente: OPS, 2024

2. Enfermedad Diarreica Aguda (EDA)

La enfermedad diarreica aguda (EDA) es el aumento en la frecuencia y la disminución de la consistencia habitual en las deposiciones, con duración menor de 14 días. Anualmente ocurren 1 700 millones de casos y 525 000 muertes por EDA, lo que la constituye como la segunda causa de mortalidad en menores de cinco años a nivel global (Palacio L., Rojas M., Molina D., et al., 2020).

Actualmente, las EDA pueden deberse a otras causas, como las infecciones bacterianas septicémicas, responsables de una proporción cada vez mayor de muertes relacionadas con la diarrea.1 No obstante, la deshidratación es la complicación más frecuente (Menchaca A. & Gutierrez J., 2022).

Según la Secretaria de Salud (2022), en México, en 2017 las EDA representaron una tasa de mortalidad de 0.6 por cada 100 000 menores de cinco años, 4 por lo cual siguen considerándose como un problema de salud pública. Entre los factores asociados con el riesgo de desarrollar EDA se encuentran bajo nivel socioeconómico, higiene deficiente y no disponer de servicios de saneamiento básicos, exposición al agua o a alimentos contaminados; en población infantil se añade la desnutrición, ausencia o prácticas inapropiadas de lactancia materna, peso bajo al nacer, esquema de vacunación incompleto, entre otros, sin embargo, son factores prevenibles y tratables.

A continuación se describen algunas las causas posibles de esta enfermedad:

- **Infección**

La diarrea es un síntoma de infecciones ocasionadas por muy diversos organismos bacterianos, víricos y parásitos, la mayoría de los cuales se transmiten a través de aguas contaminadas por heces (ver figura). La infección es más común cuando hay escasez de higiene y servicios de saneamiento adecuados, y de agua potable para beber, cocinar y lavar. Entre los niños menores de 5 años, los agentes patógenos virales más comunes son los rotavirus, norovirus, adenovirus y astrovirus. Entre los patógenos bacterianos figuran *Escherichia coli*, *Salmonella spp.*, *Shigella spp.* y *Campylobacter spp.*, y entre los patógenos parásitos *Cryptosporidium*, *Giardia* y *Entamoeba spp.*

Los rotavirus y las bacterias *E. coli* son los patógenos más comunes entre los niños de todos los grupos de edad, mientras que los patógenos parásitos son frecuentes en los niños de 3 a 5 años. Los patógenos bacterianos, entre ellos *E. coli*, *Salmonella* y *Shigella*, son comunes en el grupo de edad de 6 a 10 años, igual que lo eran los rotavirus, norovirus y sapovirus. Es necesario tener en cuenta etiologías específicas de cada lugar.

Gérmenes y sus diferencias

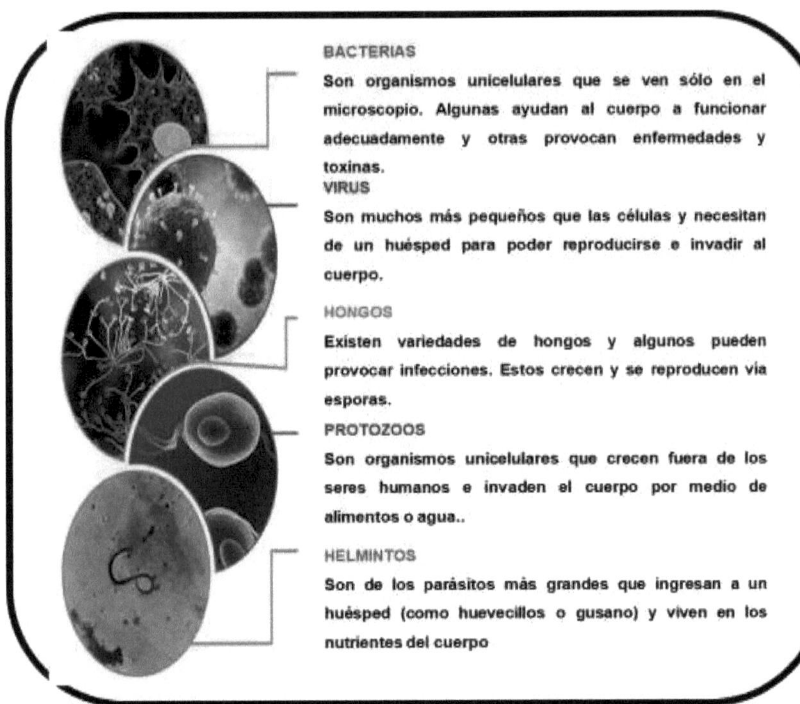

Fuente: "Gérmenes: entendiendo a las bacterias, los virus y las infecciones, y protegiendo de ellos"- Mayo Clinic 2024

Malnutrición

Los niños que mueren por diarrea suelen padecer malnutrición subyacente, lo que les hace más vulnerables a las enfermedades diarreicas. A su vez, cada episodio de diarrea empeora su estado nutricional. La diarrea es una de las mayores causas de malnutrición en niños menores de 5 años.

- **Fuente de agua**

El agua contaminada con heces humanas procedentes, por ejemplo, de aguas residuales, fosas sépticas o letrinas, es particularmente peligrosa. Las heces de animales también contienen microorganismos capaces de ocasionar enfermedades diarreicas.

- **Otras causas**

Las enfermedades diarreicas también pueden transmitirse de persona a persona, en particular por falta de higiene personal adecuada. Los alimentos elaborados o almacenados en condiciones poco higiénicas son otra causa principal de diarrea. El almacenamiento y la manipulación del agua para el hogar de forma insegura es también un factor de riesgo importante. Asimismo, pueden ocasionar enfermedades diarreicas el pescado y marisco de aguas contaminadas.

Hepatitis A

La hepatitis A es una enfermedad del hígado causada por el virus de la hepatitis A (VHA). Se transmite principalmente cuando una persona no infectada (y no vacunada) come alimentos o bebe agua contaminados por heces de una persona infectada por el virus. La infección está muy asociada al agua y los alimentos no inocuos, el saneamiento deficiente, la mala higiene personal y el sexo buco-anal.

Es más frecuente en niños, aunque en los países desarrollados la enfermedad se desplaza hacia edades más adultas, y puede afectar a los jóvenes. La mayoría de los niños desarrollan la enfermedad de forma benigna o sin ninguna sintomatología, mientras que las personas mayores tienen más probabilidades de presentar síntomas. La hepatitis A se presenta esporádicamente y en epidemias en todo el mundo y tiende a reaparecer periódicamente.

El VHA es una de las causas más frecuentes de infecciones de transmisión alimentaria. Las epidemias asociadas a alimentos o agua contaminados pueden aparecer de forma explosiva, como ocurrió con la epidemia registrada en Shanghái en 1988, que afectó a unas 300.000 personas. Puede prolongarse en el tiempo y persistir durante meses en la población a través del contagio entre personas. Por la **infectividad de este virus**, al cual es susceptible la población infantil y adulta (personas no vacunadas), la enfermedad puede cursar con pequeños brotes epidémicos pero puede tener carácter endémico principalmente en aquellos lugares que no cuenten con un tratamiento adecuado del agua corriente. No cronifica y, por tanto, no hay portadores crónicos del virus de la hepatitis A, a diferencia de lo que ocurre con las hepatitis B y C.

El virus de la hepatitis A (VHA) se encuentra en las heces de las personas que padecen Hepatitis A y se puede transmitir de persona a persona por el contacto personal cercano, por falta de medidas de higiene, manos sucias, después de usar el inodoro o de cambiar pañales (vía oro-fecal). También se puede extender por medio de objetos contaminados (juguetes, etc.) si entran en contacto con la boca.

Otra forma de transmisión de la enfermedad es por la ingestión de alimentos y agua contaminados (cubitos de hielo, frutas y verduras crudas lavadas en agua infectada). El consumo de marisco crudo cultivado en aguas contaminadas ha sido también una fuente de casos de hepatitis A. El virus se elimina por las heces desde dos semanas antes y una semana después de la aparición de la enfermedad.

Por lo tanto, el riesgo de que se extienda la infección es más alto las dos semanas anteriores de que se manifiesten los síntomas, pero desaparece cuando se observa la ictericia (coloración amarilla de la piel y de los ojos). Las personas con pocos síntomas o sin sintomatología pueden igualmente contagiar la infección. Como los lactantes y los niños con hepatitis A generalmente no tienen ningún signo de enfermedad y la infección acostumbra a pasar inadvertida, puede extenderse fácilmente en jardines de infancia, especialmente en aquellos con niños y niñas menores de dos años y que todavía usan pañales. El hecho de compartir aula con un niño más mayor de cinco años que ha contraído la enfermedad o realizar una visita breve a una casa donde hay una persona enferma no supone un riesgo significativo de infección.

¿Qué causa la hepatitis A?

El virus de la hepatitis A causa este tipo de hepatitis y se trasmite a través del contacto con las heces de una persona infectada. El contacto puede ocurrir por

- comer alimentos hechos por una persona infectada que no se lavó las manos después de usar el baño.
- beber agua que no ha sido tratada o comer alimentos lavados en agua no tratada.
- colocar en su boca un dedo o un objeto que entró en contacto con las heces de una persona infectada.

- tener contacto cercano con una persona infectada, como a través del sexo o el cuidado de alguien que está enfermo.

CienciaUNAM
El ciclo de la enfermedad
Esta afección produce inflamación en el hígado; es considerada un problema de salud pública a nivel mundial. Más de 325 millones de personas en el mundo la padecen.
Se origina por diversas causas, como el consumo excesivo de alcohol y fármacos, la obstrucción de los conductos que transportan la bilis y, principalmente, los virus.
SE CONOCEN UNOS 20 VIRUS CAUSANTES DE LOS DIFERENTES TIPOS DE LA ENFERMEDAD
INCUBACIÓN
1
Depende del tipo de virus y puede ir de 15 a 150 días.
SINTOMATOLOGÍA INESPECÍFICA
2
Dura alrededor de una semana y se manifiesta principalmente por fatiga y falta de apetito.
CONVALECENCIA
4
Se retoma nuevamente la salud y se recupera el apetito.
FASE CLÁSICA O ICTÉRICA
3
Se presenta un tinte amarillento en la piel (ictericia) y en la conjuntiva de los ojos; la orina puede volverse muy oscura y las heces fecales se tornan blanquecinas. Dura aproximadamente un mes.
LA HEPATITIS ES UNA DE LAS ENFERMEDADES QUE CAUSAN MÁS MUERTES EN EL MUNDO
Cuando se presenta una inflamación repentina del hígado se habla de hepatitis aguda. Si dura más de seis meses se le conoce como hepatitis crónica, la cual puede causar daño hepático y evolucionar a cirrosis o cáncer de hígado.
Hígado sano
57% de los casos de cirrosis hepática
y
78% de los casos con cáncer de hígado
son ocasionados por infecciones por virus de la hepatitis B o C.
Un diagnóstico a tiempo y someterse a un tratamiento médico pueden evitar graves consecuencias.

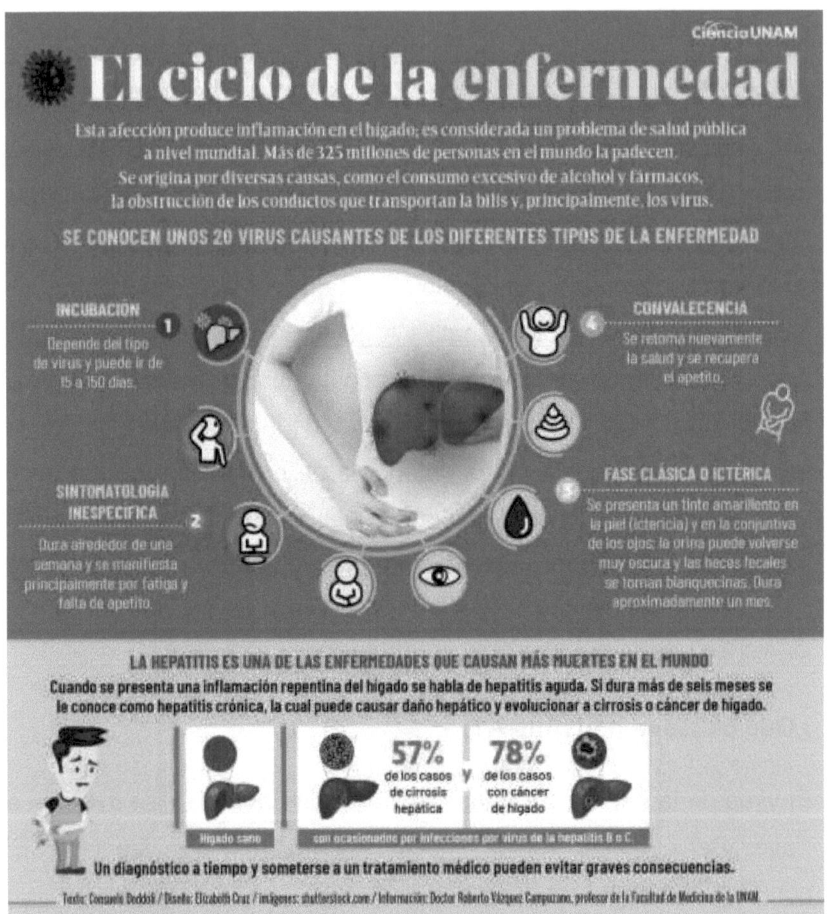

Imagen:Shutterstock.com/ Información Dr. Roberto Vázquez Campuzano. Facultad de Medicina de la UNAM.

3. Salmonelosis

Salmonella **es una bacteria que provoca la infección llamada salmonelosis, siendo una de las cuatro principales causas de enfermedades diarreicas a nivel mundial. P**ertenece a un grupo de bacterias presentes en el intestino de personas y animales sanos transmitiéndose a las personas, principalmente, a través del consumo de alimentos crudos o poco cocinados y provocando la infección gastrointestinal llamada “Salmonelosis”.

Las bacterias Salmonella spp, viven en el tracto intestinal de animales sanos, principalmente, aves de corral, ganado vacuno y porcino, así como en animales domésticos (gatos, perros, pájaros y tortugas), roedores, reptiles y anfibios. Lo más frecuente es que estos animales sean portadores asintomáticos o muestren síntomas leves, por lo que se propaga fácilmente entre los animales sin ser detectada.

Esta bacteria puede sobrevivir varios meses en agua y también es muy resistente a baja actividad de agua, por lo que puede sobrevivir varias semanas en un ambiente seco.

La temperatura y el tiempo son dos factores claves en el crecimiento de ***Salmonella.*** En los alimentos frescos (carne, huevos, leche, vegetales) se multiplica a una velocidad muy elevada, pudiendo duplicar su número cada 15-20 minutos si la temperatura es alta. Por debajo de 5ºC, no crece, pero sobrevive en alimentos congelados. También, puede sobrevivir en alimentos deshidratados durante años, y tiene la habilidad de formas biofilms.

Tabla 1. Condiciones de crecimiento de Salmonella

	Mínimo	Óptimo	Máximo
Temperatura (°C)	5.2	35 – 42	46.2
pH	3.8	1 – 7.5	9.5
Actividad del Agua	0.93	0.99	>0.99

Fuente: Salmonella Syory Map (EFSA, 2022)

Se han descrito más de 2.600 serotipos de Salmonella que muestran una gran adaptación para el crecimiento en los seres humanos y los animales y pueden causar enfermedades en las personas con distintos niveles de gravedad. No obstante, se pueden clasificar en 2 tipos:

- **Serotipos tifoideos** (*Typhi y S. Paratyphi)* cuyo reservorio exclusivo son los seres humanos, por lo que sólo son transmisibles por contacto entre personas causando un síndrome potencialmente mortal conocido como fiebre tifoidea o paratifoidea. Su prevalencia es muy baja en los países desarrollados.
- **Serotipos no tifoideos** *(S.enteritidis y S.typhimurium),* que son agentes zoonóticos, es decir, se transmiten de los animales y de sus productos derivados a las personas, aunque también se pueden transmitir por contacto con animales o personas infectadas causando mayoritariamente síntomas gastrointestinales.

Transmisión de la Salmonella

Este tipo de enfermedad se puede transmitir a las personas por varias vías:

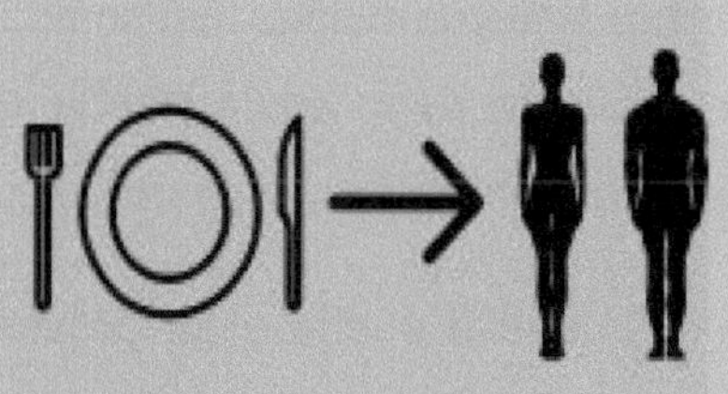

Alimento – persona

Por consumo de alimentos contaminados con dicha bacteria[1].

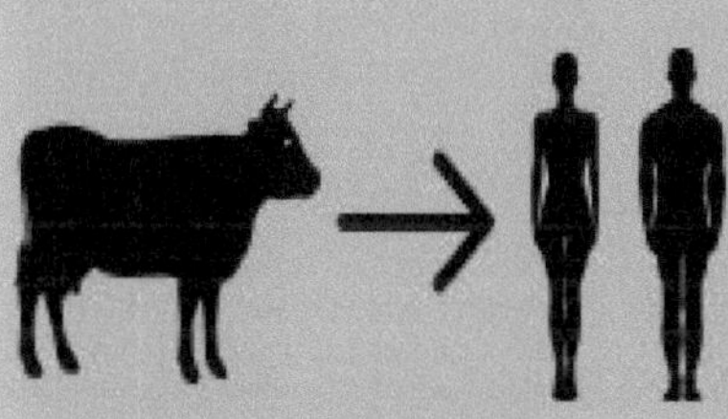

Animal/persona – persona

Por vía fecal-oral de los animales infectados en la explotación o de mascotas, a través de las canales infectadas, y entre personas que padecen ya la infección.

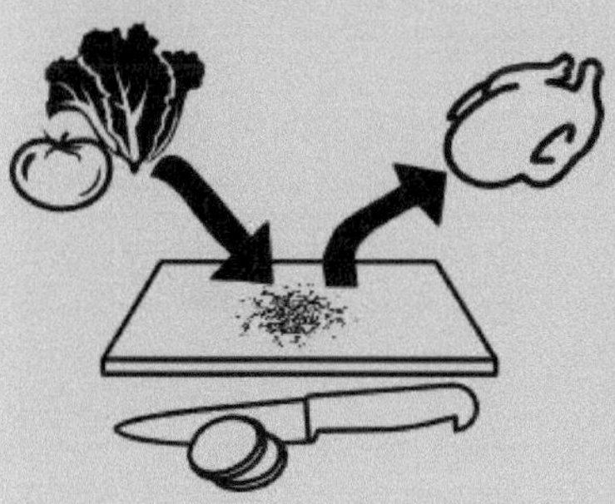

Alimento/Agua-alimento

Por contaminación cruzada[2] en las explotaciones, en la transformación de los alimentos, y en la preparación y cocinado de los alimentos en el hogar.

[1] La vía principal de transmisión son los alimentos de origen animal (principalmente huevos, carne y leche) y sus derivados, así como los alimentos vegetales regados con agua de riego contaminada con salmonella o fertilizados con estiércol que contiene *Salmonella*.

[2] En el caso de los vegetales, la Salmonella puede estar presente como resultado de una contaminación indirecta, por ejemplo a través de la propagación de aguas residuales contaminadas por animales domésticos y salvajes, o debido a la contaminación cruzada a lo largo de la cadena productiva.

El tamaño de la flecha representa la relevancia de la vía de transmisión (mayor grosor, mayor relevancia) Fuente Salmonella Story Map (EFSA, 2022)

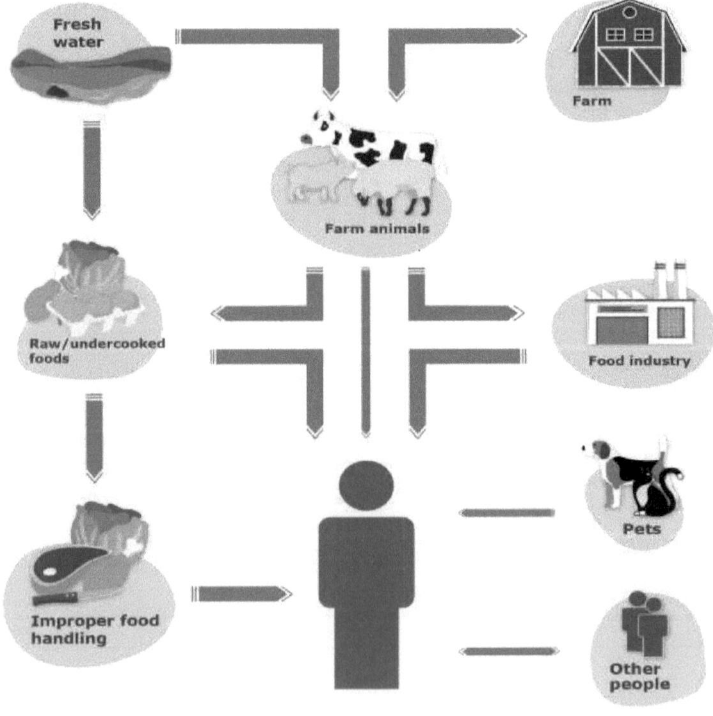

Arrow size represents the relevance of the way of transmission

Efectos en la salud humana

La salmonelosis es una enfermedad infradiagnosticada debido a que entre el 60% y el 80% de los casos no se registran como parte de un brote conocido y se clasifican como casos esporádicos, o ni siquiera se diagnostican. La mayoría de los casos ocurren durante los meses de verano y en ocasiones pueden presentarse brotes, especialmente en escuelas, guarderías, restaurantes y residencias de ancianos.

La gravedad de la enfermedad depende del serotipo de Salmonella, de la cantidad de bacterias ingeridas, de la composición del alimento responsable y del sistema inmunitario de la persona infectada.

Las personas pueden ser portadores asintomáticos de Salmonella o desarrollar una enfermedad denominada salmonelosis. Los primeros síntomas de la enfermedad pueden aparecer entre 6 y 72 horas (generalmente entre 12-36h) tras la ingesta del alimento contaminado. Provoca cuadros de gastroenteritis cursando con **fiebre, dolor abdominal, diarrea, náuseas y vómitos**, durando entre 2 y 7 días. **En las personas sanas, los cuadros de salmonelosis son relativamente leves y no requieren tratamiento.**

4. Gastroenteritis viral

La gastroenteritis infecciosa es la disfunción y/o la inflamación intestinal provocada por un microorganismo (bacterias, virus, parásitos o protozoos) o sus toxinas (enterotoxinas, citotoxinas, neurotoxinas) que cursa con diarrea, acompañada o no de fiebre, vómitos y dolor abdominal. Representa una de las causas principales de morbilidad mundial y una de las primeras de mortalidad en los países en vías de desarrollo.

Las gastroenteritis infecciosas se pueden clasificar, en función de su duración, en agudas (< 14 días), persistentes (>14 y < 30 días) y crónicas (> 30 días), y en función del mecanismo de producción, en toxiinfección alimentaria (causadas por enterotoxinas bacterianas), diarreas inflamatorias y no inflamatorias.

Dentro de las causas más comunes se encuentran el consumo de agua o alimentos contaminados, tienes más probabilidades de sufrir gastroenteritis viral. Asimismo, es posible que tengas más probabilidades de padecer gastroenteritis si compartes utensilios, toallas o alimentos con alguien que tiene uno de los virus que causan la afección.

Existen muchos virus que pueden provocar gastroenteritis, como los siguientes:

- **Norovirus.** El norovirus, la causa más frecuente de enfermedades trasmitidas por alimentos en todo el mundo, afecta tanto a niños como a adultos. La infección por norovirus puede invadir familias y comunidades. Es especialmente probable que se propague entre personas que se encuentran en espacios reducidos.

  En la mayoría de los casos, contraes el virus a través de agua o alimentos contaminados. Sin embargo, también puede propagarse entre las personas que están en contacto estrecho o que comparten alimentos. Asimismo, puedes contraer el virus al tocar una superficie que se contaminó con norovirus y luego tocarte la boca.

- **Rotavirus.** En todo el mundo, esta es la causa más común de gastroenteritis viral en niños, quienes generalmente contraen la infección cuando se llevan a la boca los dedos u otros objetos contaminados con el virus. Asimismo, se puede propagar a través de alimentos contaminados. La infección es más grave en bebés y niños pequeños.

Es posible que los adultos infectados con rotavirus no presenten síntomas, pero aun así pueden contagiar la enfermedad. Esto es particularmente preocupante en entornos institucionales como asilos de ancianos y convalecientes, ya que los adultos que tienen el virus y no lo saben pueden contagiarlo a otros. En algunos países, como en Estados Unidos, se dispone de una vacuna contra la gastroenteritis viral, que parece ser eficaz para prevenir la infección.

Además, algunos mariscos, especialmente las ostras crudas o poco cocidas pueden provocar enfermedades. El agua potable contaminada es una causa de diarrea viral. Sin embargo, en muchos casos, el virus se trasmite cuando alguien con un virus manipula los alimentos que comes sin lavarse las manos después de ir al baño.

Los factores de riesgo de la gastroenteritis están presente en todo el mundo y puede afectar a personas de todas las edades.

Las personas que pueden ser más propensas a la gastroenteritis son las siguientes:

- **Niños pequeños.** Los niños que se encuentran en centros de cuidado infantil o que asisten a escuelas primarias pueden ser particularmente vulnerables porque el sistema inmunitario de un niño tarda en desarrollarse.
- **Adultos mayores.** El sistema inmunitario de los adultos suele ser menos eficiente a una edad más avanzada. Los adultos mayores que se encuentran en asilos de ancianos y convalecientes son vulnerables porque sus sistemas inmunitarios se debilitan. También viven en contacto cercano con otras personas que pueden trasmitir gérmenes.
- **Niños en edad escolar o personas que viven en residencias estudiantiles.** Cualquier lugar donde se reúnen grupos de personas en ambientes cerrados puede ser un entorno de trasmisión de infecciones intestinales.
- **Cualquier persona que tenga un sistema inmunitario debilitado.** Tienes un riesgo especialmente mayor si tu resistencia a las infecciones es baja; por ejemplo, si tu sistema inmunitario está inmunodeprimido por el VIH o SIDA, la quimioterapia u otra afección médica.

Todos los virus gastrointestinales son más activos en una estación del año en particular. A modo de ejemplo, si vives en el hemisferio norte, es más probable que contraigas infecciones por rotavirus o norovirus en el invierno y la primavera.

Es importe además destacar las posibles complicaciones de la gastroenteritis viral, la principal de ellas es la deshidratación (una pérdida grave de agua y de sales y minerales esenciales). Si estás sano y bebes lo suficiente como para reemplazar los líquidos que se pierden con la diarrea y los vómitos, la deshidratación no debería ser un problema.

Los bebés, los adultos mayores y las personas con un sistema inmunitario debilitado podrían sufrir deshidratación grave si pierden más líquido del que pueden restituir. Puede ser necesario hospitalizar al paciente para restituir de forma intravenosa la pérdida de líquidos. Es raro que la deshidratación cause la muerte.

5. Giardiasis

La giardiosis, causada por el protozoo Giardia lamblia (sinónimo: Giardia intestinalis, Giardia duodenalis), es una enfermedad infecciosa gastrointestinal de gran importancia epidemiológica y clínica dada su alta prevalencia: es actualmente la principal causa de enfermedad gastrointestinal no bacteriana y no vírica a nivel mundial y destaca su incidencia en los países en desarrollo por estar asociada a un deficiente control higiénico sanitario del agua y de los alimentos y a una eliminación inadecuada de las heces. Se transmite por la ingesta accidental de quistes presentes en agua y alimentos contaminados, de persona a persona por vía fecal-oral, y también por contacto con animales infectados (Vicente B, Freitas A, Freitas M, Midlej V, 2024).

La giardiosis se caracteriza por dolor abdominal tipo cólico, diarrea líquida sin moco, sangre ni pus de aparición aguda y duración prolongada que puede causar importantes pérdidas de peso, esteatorrea (evacuaciones grasosas y fétidas) y flatulencia, distensión del hemiabdomen superior y náuseas. No suele haber afectación extraintestinal con síntomas sistémicos, pero se pueden producir ocasionalmente fiebre y cefalea, manifestaciones alérgicas como urticaria y artritis reactiva y en los casos graves, daño de las células mucosas de duodeno y yeyuno.

El periodo de incubación dura entre siete y catorce días y en personas sanas los síntomas pueden durar de dos a seis semanas, resolviéndose espontáneamente en la mayoría de los casos. Sin embargo, hay casos en los que se prolonga la infección durante meses o incluso años generando un cuadro de diarrea recurrente, esteatorrea, malabsorción de grasas, lactosa y otros disacáridos, vitamina A y B12 y provocando pérdida de peso y debilitamiento. En estos casos, se relaciona con secuelas crónicas como malnutrición y retraso en el crecimiento en niños y síndromes de colon irritable y de fatiga crónica.

Ciclo vital de la Giardiasis (Ver figura):

1. Los quistes se encuentran en el medio ambiente contaminan el agua y los alimentos.
2. Los quistes son ingeridos con el agua y los alimentos
3. Los trofozoitos son liberados por acción de los jugos gástricos (2 por cada quiste).
4. Se establecen en el duodeno y el yeyuno y se multiplican por fisión binaria.
5. Si las condiciones del medio son desfavorebles, los trafozoitos se enquistan y salen al exterior junto con las heces.

Ciclo vital de la Giardiasi

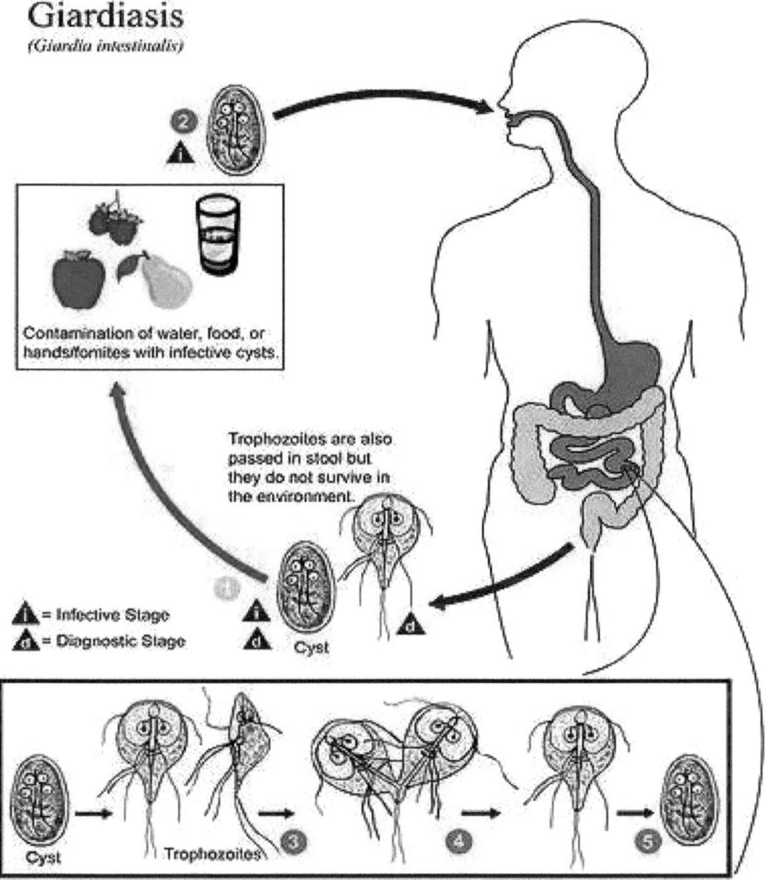

Fuente: imagen tomada de www.cdc.com

Debido a que no hay vacuna disponible, las medidas de prevención y control se basan en el control higiénico sanitario del agua, los alimentos y los animales y una eliminación adecuada de las heces. Los quistes son resistentes a los niveles normales de cloración, pero pueden ser inactivados en agua con cloro a 5ºC con determinadas concentraciones y tiempos.

6. Cryptosporidiosis

La criptosporidiosis es una infección gastrointestinal causada por el parásito Cryptosporidium. La criptosporidiosis se transmite a través del contacto con las heces contaminadas de una persona infectada y también puede transmitirse a través del consumo de alimentos o agua contaminados.

Es considerada un problema de salud pública a nivel mundial y es una de las principales causas de diarrea grave en niños en países en desarrollo. Se estima que la criptosporidiosis causa alrededor de 400.000 muertes anuales en todo el mundo. En México, la criptosporidiosis es una de las principales causas de diarrea en niños y se estima que afecta a alrededor del 6% de los niños menores de 5 años en el país.

Es una enfermedad gastrointestinal que se caracteriza en humanos por la presencia de abundantes diarreas acuosas no sanguinolentas, dolor abdominal, vómito, náuseas, pérdida de apetito, pérdida de peso, fatiga, deshidratación y fiebre, entre otros síntomas relacionados. En ocasiones la infección se puede expandir al tracto respiratorio. Los síntomas generalmente comienzan de dos a diez días después de haber ingerido los ooquistes. En algunos individuos la infección puede ser asintomática o aguda, con presencia de síntomas por una o dos semanas, mientras que en otros individuos que son inmunodeficientes la infección puede ser crónica e incluso ocasionar la muerte. El resultado de la infección dependerá de varios factores, como el estado inmunológico del hospedero, la condición nutricional, la edad, la especie de Cryptosporidium implicada, el número de ooquistes ingeridos, la virulencia del parásito, etcétera.

Todo el ciclo de vida de este parásito transcurre en un solo individuo, que lo adquiere a partir de la ingesta de huevecillos (denominados ooquistes) presentes en agua y alimentos contaminados con heces. Además, el contacto de persona a persona con malos hábitos higiénicos es otro factor que contribuye a la infección.

Enfermedades de origen químico

1. **Intoxicación por Plomo**

El plomo es un metal tóxico presente de forma natural en la corteza terrestre cuyo uso generalizado ha dado lugar a una elevada contaminación ambiental, a la exposición humana y a graves problemas de salud pública en muchas partes del mundo.

Las principales fuentes de contaminación ambiental por plomo son la minería, la metalurgia, la fabricación industrial, el reciclaje y la adición a diversos productos. La mayor parte del uso de plomo en el mundo se emplea para fabricar baterías de plomo-ácido para vehículos de motor. Sin embargo, este metal también se utiliza en muchos otros productos, como pigmentos, pinturas, soldaduras, vidrieras, vajillas de cristal, municiones, esmaltes cerámicos, artículos de joyería y juguetes, así como en algunos productos cosméticos y en medicamentos tradicionales. El plomo puede contaminar el agua potable al desprenderse de los sistemas de fontanería con tuberías, soldaduras y accesorios de plomo (ver figura).

Los niños pequeños son especialmente vulnerables a los efectos tóxicos del plomo, que puede tener consecuencias graves y permanentes en su salud y afectar en particular al desarrollo de su cerebro y su sistema nervioso. En los adultos también puede causar daños duraderos, como un aumento del riesgo de hipertensión arterial, afecciones cardiovasculares y daño renal. Además, la exposición durante el embarazo puede ser perjudicial para el crecimiento del feto y adelantar el parto. En 2021, la exposición al plomo causó más de 1,5 millones de muertes en todo el mundo, principalmente causadas por sus efectos cardiovasculares.

Síntomas de intoxicación por plomo:

Al principio, la intoxicación por plomo puede ser difícil de detectar. Incluso las personas que parecen sanas pueden tener niveles altos de plomo en la sangre. Los signos y síntomas no suelen aparecer hasta que se acumulan cantidades peligrosas.

El Pb entra al organismo principalmente por inhalación o ingestión; el metal llega al torrente sanguíneo y es excretado mediante la orina. El Pb que no se excreta se distribuye en órganos como el hígado y el riñón. Además, puede atravesar la barrera hematoencefálica (BHE), llegando al cerebro y la barrera placentaria depositándose en el feto. Finalmente, este metal se puede almacenar en tejido calcificado, como huesos y dientes (Tchounwou *et al.*, 2012).

Fuentes de contaminación por Plomo (Pb)

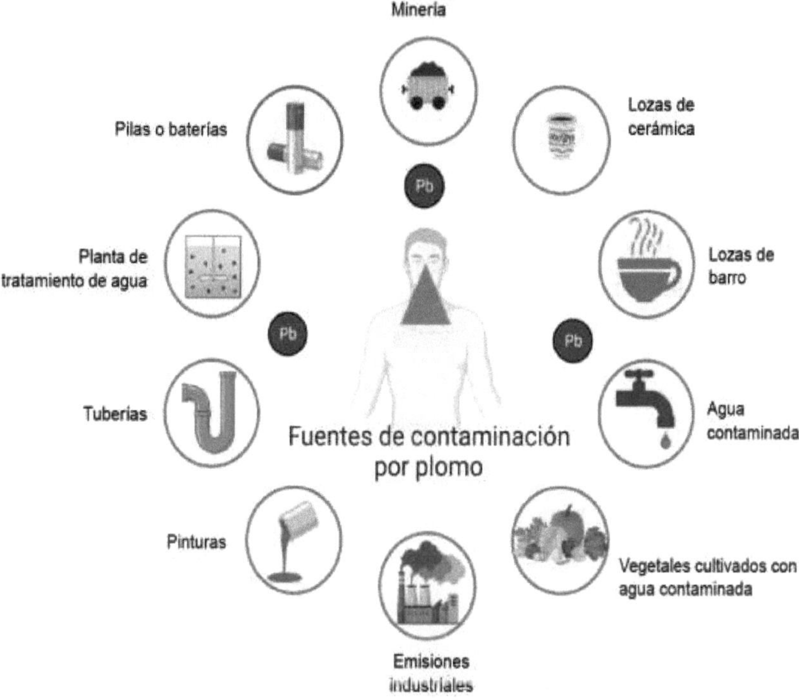

Figura. El plomo (Pb) se encuentra en el ambiente y en diversos artículos que usamos en la vida diaria. El Pb entra al organismo al respirarlo o al ingerir agua o comida contaminada. Imágenes tomadas de BioRender y Depositphotos

La Agencia para Sustancias Toxicas y Registro de Enfermedades (por sus siglas en inglés ATSDR) establece que 5 µg/dL de Pb en sangre es el valor de referencia en el cual se requiere intervención médica, tanto en niños como en adultos. En México, la Norma Oficial Mexicana NOM-199-SSA1-2000 modificada en 2002 establece que 5 µg/dL de Pb en sangre requiere atención médica.

Síntomas de intoxicación por plomo en los niños

Los signos y síntomas del envenenamiento por plomo en los niños incluyen los siguientes:

- Retraso en el desarrollo
- Dificultades de aprendizaje
- Irritabilidad
- Pérdida del apetito
- Pérdida de peso
- Pereza y fatiga
- Dolor abdominal
- Vómitos
- Estreñimiento
- Pérdida auditiva
- Convulsiones
- Comer cosas, como trozos de pintura, que no son comida (pica)

Síntomas de intoxicación por plomo en los recién nacidos

Los bebés que están expuestos al plomo antes de nacer pueden experimentar lo siguiente:

- Nacer prematuramente
- Bajo peso al nacer
- Retraso en el crecimiento

Síntomas de intoxicación por plomo en adultos

Si bien el riesgo principal lo corren los niños, la intoxicación por plomo también es peligrosa para los adultos. Los signos y síntomas en los adultos pueden incluir:

- Hipertensión arterial
- Dolor articular y muscular
- Dificultades con la memoria o la concentración
- Dolor de cabeza
- Dolor abdominal
- Trastornos del estado de ánimo
- Reducción del conteo de espermatozoides y espermatozoides anormales
- Aborto espontáneo, muerte fetal intraútero o nacimiento prematuro en mujeres embarazadas.

Alteraciones Conductuales a causa del Plomo (Pb)

La exposición a Pb se relaciona con una disminución en las habilidades cognitivas; al respecto, se ha observado que por cada incremento de 10 μg/dL de Pb en sangre hay una disminución de dos puntos en la escala de coeficiente intelectual (IQ) en niños (Baghurst *et al*., 1992). El Pb en sangre también se asocia con el trastorno de déficit de atención e hiperactividad (TDAH), el cual se caracteriza por falta de atención, impulsividad, distracción e hiperactividad (Braun *et al*., 2006). Otros estudios mencionan que la exposición a Pb incrementa el comportamiento antisocial, la ansiedad, la depresión, así como comportamientos impulsivos, incluyendo la violencia y la agresividad (Hwang *et al*., 2007). El comportamiento que mayor impacto tiene sobre la sociedad es la agresividad, ya que en muchos casos lleva a la delincuencia. Esta última es a la que prestamos mayor atención en este trabajo

A pesar de que el Pb ha sido ampliamente estudiado, aún se desconocen todos los daños que ocasiona, así como el tratamiento efectivo contra la intoxicación por este metal. Por otra parte, a partir de la década de los 70 se comenzó a prohibir el uso de materiales con Pb; sin embargo, éste se continúa utilizando. La contaminación con este metal es un problema de salud pública y por ello continúa la investigación de los mecanismos específicos mediante los cuales actúa y de esta forma proponer posibles tratamientos. Algunas medidas que podemos tomar para disminuir la intoxicación con Pb son: evitar contacto con artículos que puedan contener Pb, comprar ollas y lozas de barro libres de Pb, disminuir el consumo de dulces e investigar la procedencia y calidad del agua potable en la zona de residencia.

2. **Envenenamiento por Arsénico**

El arsénico es un elemento natural de la corteza terrestre; ampliamente distribuido en todo el medio ambiente, está presente en el aire, el agua y la tierra. En su forma inorgánica es muy tóxico.

Las personas están expuestas a niveles elevados de arsénico inorgánico a través del consumo de agua contaminada, el uso de agua contaminada en la preparación de alimentos y el riego de cultivos alimentarios, los procesos industriales, la ingestión de alimentos contaminados y el consumo de tabaco.

La exposición prolongada al arsénico inorgánico, principalmente a través del agua de bebida y los alimentos puede causar intoxicación crónica. Los efectos más característicos son la aparición de lesiones cutáneas y cáncer de piel.

La contaminación por arsénico de las aguas subterráneas es un problema extendido, y hay varias regiones en que el agua de bebida presenta importantes niveles de contaminación por arsénico. Se estima que 140 millones de personas de al menos 70 países han estado bebiendo agua con niveles de arsénico superiores al valor de referencia provisional de la OMS de 10 µg/litro. Esto concuerda con modelos estadísticos elaborados recientemente que indican que entre 94 y 220 millones de personas corren el riesgo de estar expuestas a concentraciones elevadas de arsénico en las aguas subterráneas.

Los países con las concentraciones más elevadas son: China, México, India, Japón, Corea, Taiwán, Pakistán, Canadá, Estados Unidos, Chile, Bolivia, Colombia, Perú, Argentina y Bangladesh; en este último las muertes anuales por exposición crónica al arsénico se estiman en alrededor de 43,000, equivalente al 5.6% de las muertes anuales en el país, por lo que deben hacerse esfuerzos de investigación, mitigación y tratamiento para combatir este extenso problema de salud pública (Chen Q, Costa M., 2021).

Los síntomas y signos asociados a elevados niveles de exposición prolongada al arsénico inorgánico difieren entre las personas, los grupos de población y las zonas geográficas. No existe pues una definición universal de las enfermedades causadas por el arsénico, lo que complica la evaluación de su carga para la salud.

De modo análogo, tampoco existe un método para distinguir los casos de cáncer causados por arsénico de los inducidos por otros factores, por lo que se carece de una estimación fiable de la magnitud del problema a nivel mundial.

Efectos del Arsénico en la salud

Existen pocos estudios epidemiológicos sobre los efectos en la salud de los niveles de arsénico en alimentos, ya que mayormente la data disponible proviene de estudios realizados en agua y en poblaciones expuestas a altas dosis.

Los efectos de la exposición al arsénico van desde la letalidad aguda a los efectos crónicos. Existen múltiples consecuencias, viéndose afectados varios sistemas y órganos diferentes, incluyendo la piel y las vías respiratorias, sistema cardiovascular, inmunológico, genitourinario, reproductivo, digestivo, nervioso, así como el sistema eritropoyético, endocrino, hepático y renal (Medina-Pizzali, M., Robles, P., Mendoza, M., & Torres, C., 2018).

Efectos a corto plazo

La ingestión de grandes dosis de arsénico por lo general resulta en síntomas en un plazo de 30 a 60 minutos. La intoxicación aguda habitualmente comienza con un sabor metálico, sensación quemante en los labios y disfagia. Pueden sobrevenir diversos síntomas gastrointestinales, entre ellos, dolor abdominal y cólico, diarrea profusa, náusea y vómitos violentos. Los vómitos eventualmente pueden conducir a la hematemesis. Los síntomas gastrointestinales a menudo conllevan a la deshidratación y el desequilibrio electrolítico, y pueden conducir a la hipotensión y la hipoxia. Después de los síntomas iniciales, pueden ocurrir fallos múltiples de órganos especialmente en los sistemas cardiovascular, renal y hepático, causando la muerte (Medina-Pizzali, M., Robles, P., Mendoza, M., & Torres, C., 2018).

Efectos crónicos

Una infinidad de efectos sobre la salud están relacionados con la exposición crónica al arsénico afectando casi todos los órganos y principales sistemas del cuerpo, los cuales se pueden visualizar en forma esquemática en la siguiente figura.

Diagrama esquemático de los efectos de la exposición crónica al arsénico

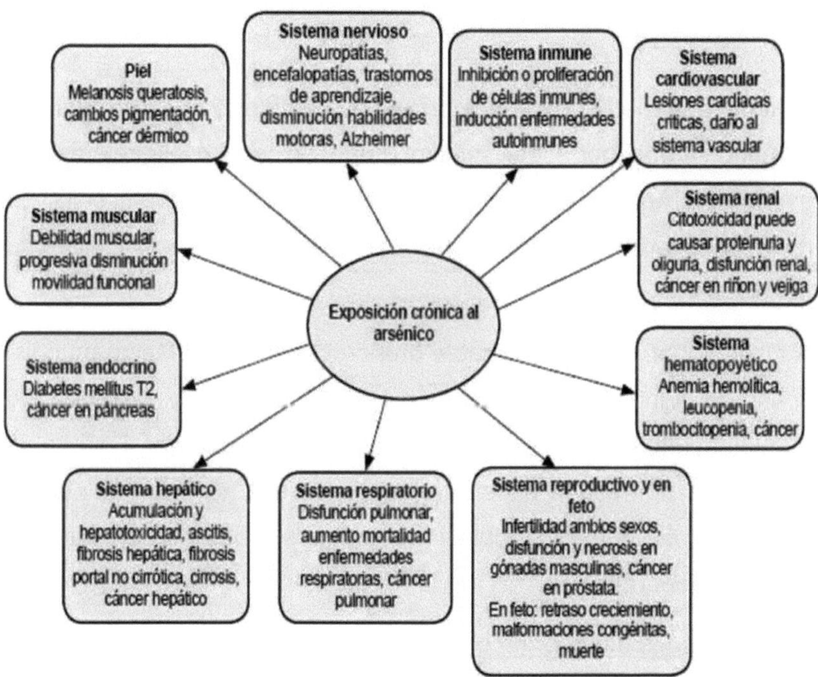

Fuente: Medina-Pizzali, M., Robles, P., Mendoza, M., & Torres, C. (2018). Ingesta de arsénico: el impacto en la alimentación y la salud humana.

Si bien la toxicidad del arsénico está ampliamente descrita, se desconocen por completo los mecanismos específicos por los cuales ejerce sus efectos dañinos, ni cómo afecta a los distintos sistemas del cuerpo. En la actualidad no se toman las medidas precautorias necesarias para evitar el daño, por eso representa un problema importante de salud pública. Esto es preocupante especialmente en México, donde hay regiones donde sus concentraciones son alarmantes.

3. Fluorosis

El flúor, un mineral presente en mínimas cantidades en el organismo humano, forma parte del selecto grupo de los 14 oligoelementos esenciales. Aunque el flúor posee efectos benéficos para la salud en dosis adecuadas, su exceso puede resultar tóxico y potencialmente perjudicial.

A nivel global, una considerable proporción de la población mundial consume agua potable directamente del grifo, que proviene de mantos acuíferos con concentraciones elevadas de flúor. La falta de regulación rigurosa en los niveles permitidos de flúor en áreas endémicas expone a las poblaciones a diversos desafíos en términos de salud general.

Usos y riesgos del flúor en el agua

Los mantos acuíferos, caracterizados por su riqueza mineral, alojan una diversidad de elementos entre los cuales destaca el flúor. Este mineral se presenta en forma de fluoruro y su presencia tiene un papel fundamental en la calidad del agua subterránea destinada al consumo humano. Sus altas concentraciones en el agua de consumo representan un riesgo potencial y reconocido para la salud pública a nivel global (Whelton et al., 2019).

El suministro de flúor para el consumo humano encuentra sus principales fuentes en el agua potable y, en menor proporción, en elementos como la sal de mesa fluorada, alimentos, bebidas embotelladas y pastas dentales con contenido de flúor. Este mineral es reconocido por su efecto en la prevención de la caries dental; no obstante, el aumento en la incidencia de fluorosis dental en niños y adolescentes ha propiciado la implementación de nuevas estrategias preventivas para potenciar la efectividad del flúor. El flúor presente en el agua potable ejerce su acción de manera sistémica uniéndose a la saliva para proteger los dientes contra los ácidos resultantes del metabolismo bacteriano de carbohidratos fermentables como la glucosa, fructosa y sacarosa. Parte del flúor es absorbido en el estómago y el intestino delgado, ingresa al torrente sanguíneo y penetra rápidamente en los tejidos mineralizados en formación, como los dientes y huesos (Whelton et al., 2019).

En México se han reportado altas concentraciones de flúor en el norte y centro del país, así como en las áreas geotermales. Los estados más afectados incluyen Durango, Chihuahua, Sonora, Jalisco, Guanajuato, Zacatecas, San Luis Potosí y Aguascalientes, que son considerados como zonas endémicas. Estas áreas se encuentran en el cinturón de la Sierra Madre Occidental, una cadena montañosa de origen volcánico con alta concentración de minerales y vidrio volcánico, lo cual podría explicar las altas concentraciones de flúor en el agua de consumo. Las rocas ígneas de composición ácida contribuyen al aumento de flúor en el agua subterránea (Ferrari et al., 2005).

En Chihuahua y Durango se han reportado concentraciones de fluoruros en el agua del grifo de hasta 9.23 mg/ L, diez veces más que lo establecido por la Norma Oficial Mexicana. La Organización Mundial de la Salud (OMS) establece que el agua potable no debe contener más de 1.5 mg/ L de fluoruro para el consumo humano, mientras que el agua embotellada no debe superar los 0.7 mg/ L.

Este problema es tan grave que alrededor de 6.5 millones de niños menores de 5 años están expuestos a niveles de flúor lo suficientemente altos como para afectar su salud. La contaminación por flúor en las aguas subterráneas se ha convertido en un problema global, ya que es un fenómeno natural e incontrolable (Sharma et al., 2015).

<u>Efectos negativos del exceso de flúor</u>

La ingesta crónica de fluoruro en concentraciones elevadas desde la niñez provoca una serie de efectos adversos que abarcan desde la salud dental hasta el funcionamiento de diversos sistemas del cuerpo, como problemas en los sistemas reproductivo, renal, gastrointestinal, endocrino y dermatológico. Además, se ha observado un incremento en el número de fracturas óseas y cálculos renales como consecuencia de la exposición excesiva al flúor.

Estudios científicos han revelado que el exceso de flúor puede tener diversos impactos perjudiciales en la salud. Se ha observado una disminución en las tasas de natalidad, así como en la función tiroidea y la tolerancia a la glucosa. Además, se han reportado niveles más bajos de coeficiente intelectual en individuos expuestos a altas concentraciones de flúor.

Asimismo, se ha asociado la exposición al flúor con problemas neurológicos y una disminución en las capacidades cognitivas (Ortiz-Magdaleno, M. & Pozos-Guillén, 2024).

La fluorosis esquelética es uno de los resultados más graves de la exposición prolongada a altos niveles de flúor. Una forma extremadamente severa de la fluorosis esquelética es conocida como

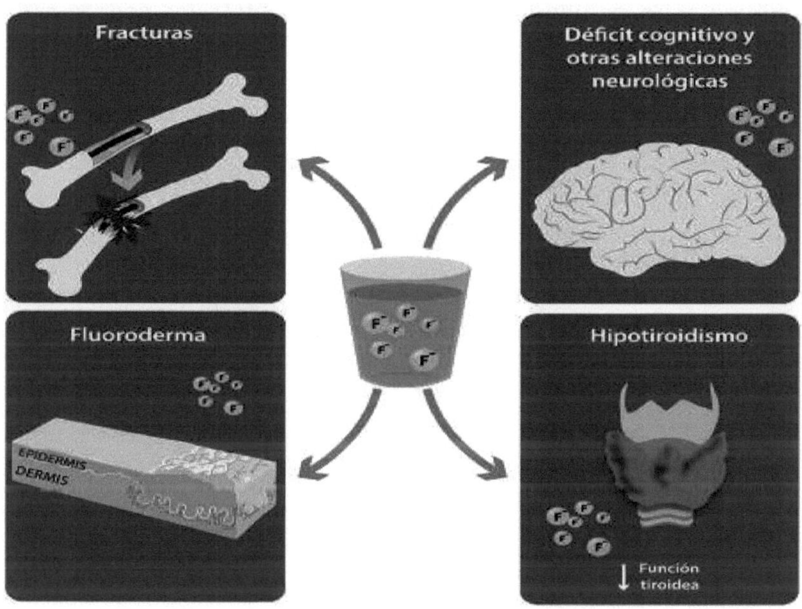

Figura: Posibles efectos del Fluoruro (F^-) en el organismo Romero, V., Norris, F. J., Ríos, J. A., Cortés, I., González, A., Gaete, L., & Tchernitchin, A. N. (2017).

fluorosis invalidante (crippling skeletal fluorosis, en inglés), la cual no solo afecta al sistema óseo, sino también al articular y, en casos extremos, al neurológico debido a la compresión de la médula espinal.

Una reacción de hipersensibilidad asociada a la exposición a compuestos fluorados se conoce como fluoroderma. Esta condición se manifiesta a través de lesiones pápulonodulares en la región perioral y la frente, que puede extenderse hacia cuello, tórax y dorso. En algunos casos se pueden presentar placas exudativas, nódulos y úlceras malignas fungiformes necróticas (Ortiz-Magdaleno, M. & Pozos-Guillén, 2024).

Es importante destacar que la ingesta de flúor debe ser cuidadosamente regulada para evitar efectos adversos y lograr un equilibrio entre los beneficios para la salud dental y los riesgos para la salud general.

Legislación sobre los derechos al consumo de agua saludable

Fundamentación del derecho humano al agua saludable

No existe sobre la faz de la tierra ningún ser humano que no esté llamado a ingerir por lo menos una cantidad mínima de agua potable diariamente para garantizar la vida, la alimentación y el desarrollo.
Es por ello, que se denomina como un derecho humano a un líquido saludable, está reconocido como fundamental para garantizar la vida, dignidad, la salud y el bienestar de las personas.
Según la Resolución 64/292 de la Asamblea General de las Naciones Unidas, adoptada en 2010, se declara explícitamente el acceso al agua potable y al saneamiento como un derecho humano esencial para el pleno disfrute de la vida y de todos los derechos humanos.

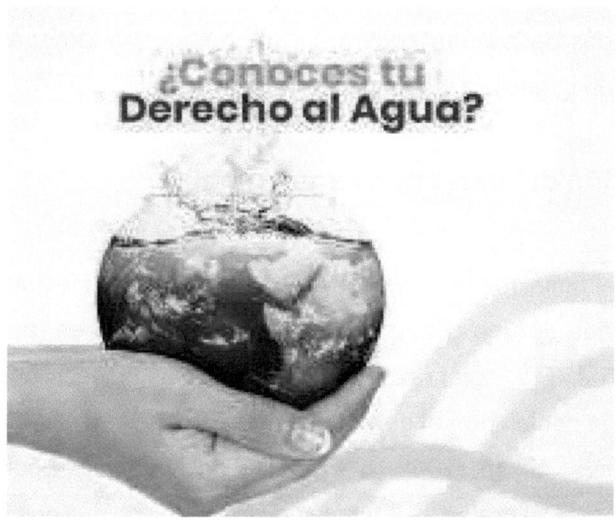

Fuente: Centro de investigación en agua y derechos humanos

La fundamentación de este derecho radica en la interdependencia entre el acceso al agua limpia y otros derechos humanos, como el derecho a la salud, la alimentación y una vida digna.

Instituciones como el Consejo de Derechos Humanos han subrayado que los Estados tienen la responsabilidad de garantizar la disponibilidad, accesibilidad y calidad del agua potable para toda la población, sin discriminación alguna. Además, la Organización Mundial de la Salud (OMS) establece estándares claros para definir qué constituye agua potable segura, considerando parámetros físicos, químicos y microbiológicos.

La relevancia de este derecho también se encuentra en su conexión con los Objetivos de Desarrollo Sostenible (ODS), especialmente el ODS 6, que busca garantizar la disponibilidad y la gestión sostenible del agua y el saneamiento para todas las personas.

Según un informe de la OMS y UNICEF, en 2023, aún 2.200 millones de personas carecen de acceso a servicios de agua potable gestionados de manera segura, lo que demuestra la necesidad de una acción inmediata y coordinada a nivel global.

Definición del derecho al agua potable

Puede ser definido por la necesidad propia que pretende tutelar y que no depende de uno u otro ordenamiento, sino que es, aplicable a todos ellos. Por esta razón es necesario establecer un "núcleo central" de contenido del derecho al agua.

La Observación 15 (2002) del Comité de Derechos Económicos, Sociales y Culturales del Consejo Económico y Social de las

Naciones Unidas (ECOSOC) ha definido el derecho humano al agua como:

...el derecho de todos a disponer de agua suficiente, salubre, aceptable, accesible y asequible para el uso personal y doméstico.

El Tribunal Constitucional Español añadió a esta definición que es un: "...derecho fundamental esencial y troncal en cuanto es el supuesto ontológico sin el que los restantes derechos no tendrían existencia posible".

Se puede extraer tres características distintivas:

a) El derecho al agua es individual porque hace referencia a una situación subjetiva: disponer para un uso personal y doméstico.

También podría considerarse un derecho económico social; sin embargo, la clasificación de los distintos grupos, tienen que ver más con circunstancias históricas que con su naturaleza.

b) Es un derecho de prestación ya que los poderes públicos deben satisfacer el servicio público de agua, al margen del debate, en Derecho Administrativo, sobre el agua como dominio público, propiedad separada de la superficie, añadida a ella o de la colectividad.
c) Por último, es un requisito básico para la vida y la salud de las personas.

Definición de agua potable según la OMS y otros organismos internacionales

El concepto de agua potable implica no solo la ausencia de contaminantes, sino también su adecuación para el consumo humano en términos de sabor, olor y apariencia. Según la Organización Mundial de la Salud (OMS), los límites aceptables de parámetros como el arsénico, el plomo y los nitratos son esenciales para prevenir enfermedades crónicas relacionadas con la exposición prolongada a estos contaminantes.

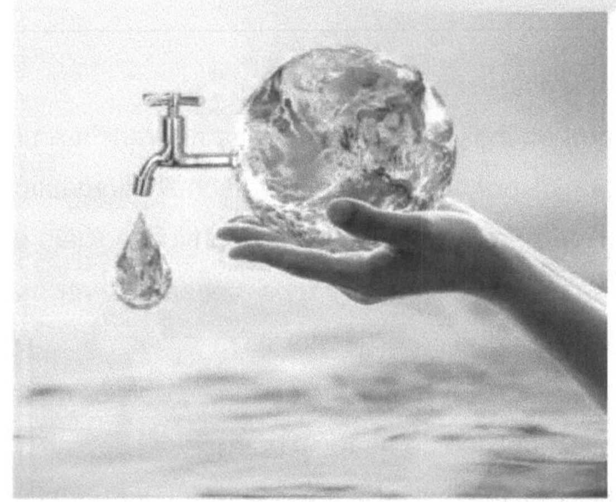

Fuente: Cartilla de derechos humanos

La diversidad en las definiciones también refleja las prioridades locales. En países en desarrollo, el enfoque puede centrarse en la eliminación de patógenos microbiológicos, mientras que en países desarrollados, los estándares incluyen control de contaminantes químicos como pesticidas y desechos industriales.

Estos enfoques complementarios reflejan la necesidad de adaptabilidad en las políticas de agua potable.

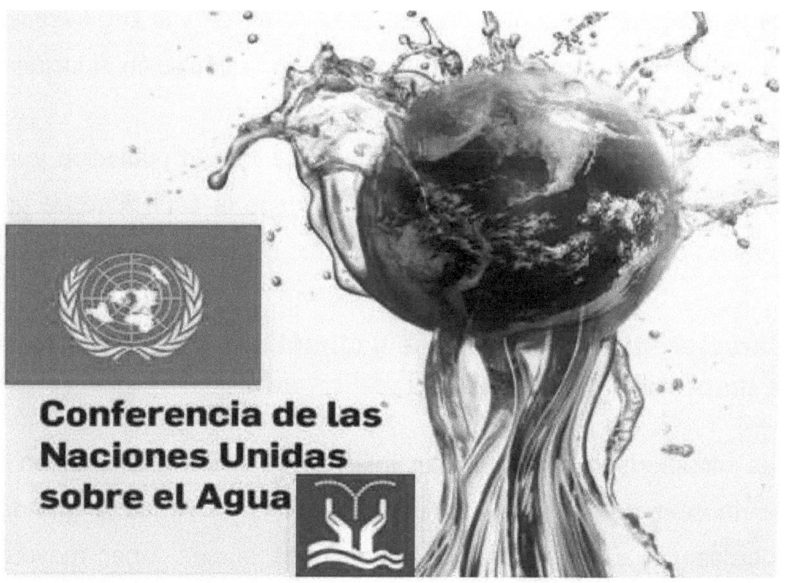

Fuente: Pacto Mundial. Red Española

Los estándares internacionales, como los establecidos por la OMS y la Unión Europea, son utilizados como base para la legislación local. Sin embargo, el cumplimiento efectivo de estos estándares depende de la infraestructura disponible, la capacidad técnica y la voluntad política.

La OMS establece que el agua potable debe ser:

- Libre de microorganismos patógenos: como bacterias, virus y parásitos que pueden causar enfermedades infecciosas.
- Exenta de sustancias químicas nocivas: que puedan tener efectos tóxicos o perjudiciales para la salud.
- Aceptable en términos de color, olor y sabor: lo que contribuye a la percepción y aceptación por parte de los consumidores.

Otros organismos internacionales, como UNICEF y la Organización de las Naciones Unidas (ONU), amplían en la definición el incluir la disponibilidad física y la accesibilidad económica.

Este líquido vital debe estar al alcance de toda la población y ser asequible, sin que su costo ponga en riesgo la capacidad de una persona o comunidad para satisfacer otras necesidades básicas

Características geográficas y climáticas y su impacto en la disponibilidad de agua

Las características geográficas influyen de manera directa en la distribución de recursos hídricos. Regiones cercanas a grandes cuerpos de agua o con ríos caudalosos suelen tener mayores reservas, aunque no siempre accesibles para el consumo humano debido a la contaminación o la falta de infraestructura adecuada.

El cambio climático ha intensificado la presión sobre los recursos hídricos al modificar los ciclos hidrológicos. Por ejemplo, las sequías prolongadas en el Cuerno de África han reducido significativamente las fuentes de agua superficial, afectando a millones de personas. Por otro lado, las inundaciones extremas en Asia han contaminado fuentes de agua dulce con residuos urbanos e industriales.

La interacción entre factores geográficos y climáticos destaca la necesidad de enfoques regionales en la gestión de recursos hídricos.

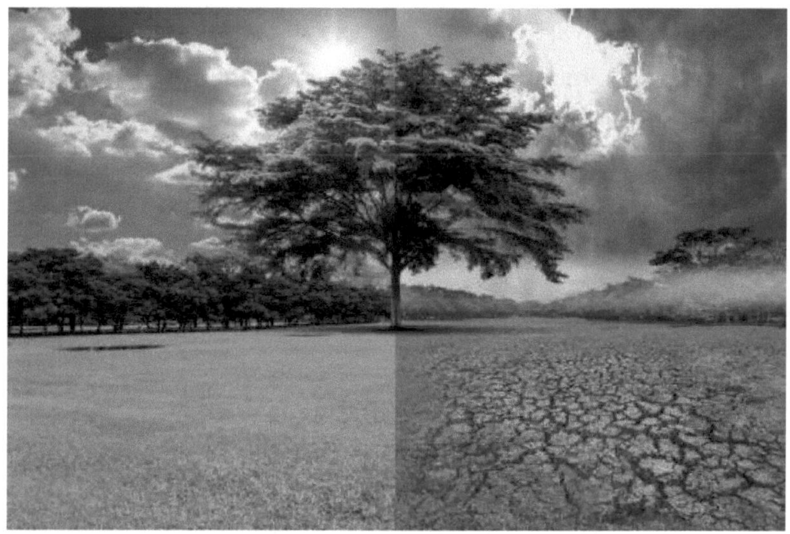

Fuente: El cambio climático: causas y consecuencias

Soluciones como la reforestación de cuencas hidrográficas y el manejo integrado de ríos son esenciales para mitigar los efectos negativos de estos factores.

Tecnologías sostenibles para la captación y tratamiento de agua

La captación de agua de lluvia se ha convertido en una solución clave para comunidades rurales y áreas con baja precipitación. Este método, cuando se combina con tecnologías de filtración básica, puede proporcionar agua potable a bajo costo. Algunos ejemplos exitosos incluyen proyectos en India y América Latina, donde las comunidades han reducido su dependencia de fuentes externas mediante el almacenamiento eficiente de agua de lluvia.

El tratamiento de agua mediante métodos naturales, como humedales artificiales y biofiltros, también está ganando popularidad.

Estas tecnologías aprovechan procesos biológicos para eliminar contaminantes, ofreciendo una alternativa económica y sostenible para pequeñas comunidades.
En el ámbito urbano, la desalinización de agua marina está emergiendo como una solución viable para regiones costeras con escasez de agua dulce. Aunque esta tecnología requiere un alto consumo de energía, los avances en energía renovable están haciendo que sea más accesible y sostenible.

Impacto del acceso efectivo al agua saludable en la calidad de vida y la salud pública

El impacto del acceso al agua potable se extiende más allá de los aspectos individuales de la salud. En términos comunitarios, la disponibilidad de agua limpia es un factor clave en el desarrollo social y económico. Comunidades con acceso confiable al agua suelen experimentar una mayor productividad laboral, ya que se reduce la incidencia de enfermedades relacionadas con el agua.
En el ámbito de la salud pública, la inversión en infraestructura hídrica tiene un efecto multiplicador. Según estudios del Banco Mundial, cada dólar invertido en mejorar el acceso al agua potable y el saneamiento genera un retorno de hasta 4.30 dólares en forma de beneficios económicos y sociales, incluidos menores costos de atención médica y aumento de ingresos por mayor productividad.
La falta de acceso al agua potable también tiene implicaciones en la mortalidad infantil. En países en desarrollo, enfermedades como la diarrea, que son prevenibles con agua potable y saneamiento, causan la muerte de cientos de miles de niños cada año. Proveer

acceso universal al agua limpia podría prevenir una proporción significativa de estas muertes.

Relación entre el acceso al agua y la salud pública

La relación entre el acceso al agua y la salud pública está bien documentada en la literatura científica. Una mejora en el suministro de agua potable puede reducir significativamente la prevalencia de enfermedades diarreicas, que son responsables de aproximadamente un millón de muertes al año en todo el mundo.

El saneamiento también juega un papel crucial en esta relación. La falta de instalaciones sanitarias adecuadas obliga a muchas comunidades a recurrir a prácticas insalubres, como la defecación al aire libre, lo que contribuye a la contaminación de las fuentes de agua. Esto crea un círculo vicioso que perpetúa la transmisión de enfermedades y aumenta la carga en los sistemas de salud.

En el contexto de emergencias, como desastres naturales o brotes de enfermedades, el acceso a agua limpia se vuelve aún más crítico. Programas humanitarios que priorizan la distribución de agua potable han demostrado ser efectivos para prevenir crisis sanitarias mayores en situaciones de emergencia.

Objetivos de desarrollo sostenible (ODS) y su relación con el agua saludable

Los Objetivos de Desarrollo Sostenible (ODS) fueron adoptados por las Naciones Unidas en 2015 como un llamado universal para acabar con la pobreza, proteger el planeta y garantizar que todas las personas disfruten de paz y prosperidad para el año 2030. Entre estos objetivos, el ODS 6 es central al buscar garantizar la disponibilidad y la gestión sostenible del agua y el saneamiento para todos.

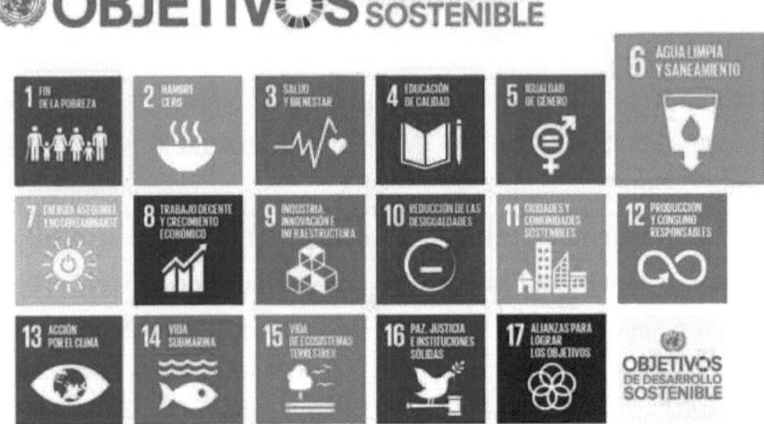

Fuente: Naciones Unidas. Objetivos de Desarrollo Sustentable

El agua potable no solo es vital para la vida diaria, sino que también es un recurso fundamental para otros sectores clave, como la agricultura, la energía y la industria. Por ejemplo, el 70% del agua dulce disponible se utiliza para la agricultura, lo que demuestra la interdependencia entre la seguridad alimentaria (ODS 2) y la gestión sostenible del agua (ODS 6).

Además, el acceso al agua potable desempeña un papel fundamental en la promoción de la equidad de género, un objetivo del ODS 5. En muchas comunidades rurales, las mujeres y las niñas son responsables de recolectar agua, lo que a menudo les impide asistir a la escuela o participar en actividades económicas. La provisión de servicios de agua potable cercanos puede transformar sus vidas al liberar tiempo para la educación y el trabajo productivo.

El impacto del ODS 6 se amplifica cuando se considera su conexión con el ODS 3, que promueve la salud y el bienestar. El acceso al agua potable reduce significativamente la carga de enfermedades relacionadas con el agua, mejorando la calidad de vida y la esperanza de vida de las poblaciones afectadas.

En términos de cambio climático (ODS 13), la gestión eficiente del agua es una estrategia clave para la adaptación y la mitigación. Las comunidades que implementan sistemas de captación de agua de lluvia y tecnologías de reciclaje de agua están mejor preparadas para enfrentar sequías prolongadas e inundaciones extremas, que son cada vez más frecuentes debido al cambio climático.

Finalmente, el éxito del ODS 6 también depende de la cooperación internacional y las alianzas estratégicas, como lo plantea el ODS 17. La gestión de recursos hídricos compartidos, como ríos transfronterizos y acuíferos, requiere acuerdos y marcos legales sólidos para garantizar un acceso equitativo y sostenible. Iniciativas como el Programa de Naciones Unidas para el Medio Ambiente han facilitado estas alianzas al proporcionar herramientas y conocimientos técnicos para la gestión integrada del agua.

En resumen, el ODS 6 es un catalizador para el logro de múltiples objetivos de desarrollo sostenible. Su enfoque en la gestión sostenible y el acceso equitativo al agua potable es crucial para construir un futuro más inclusivo, resiliente y próspero.

Desafíos para el cumplimiento de los ODS en contextos vulnerables

El cumplimiento de los Objetivos de Desarrollo Sostenible (ODS) en contextos vulnerables requiere enfrentar una serie de desafíos interrelacionados. En primer lugar, la pobreza extrema limita la capacidad de las comunidades para invertir en infraestructura hídrica, como sistemas de tratamiento y distribución de agua. Esto se agrava por la dependencia de estas comunidades de fuentes de agua no tratadas, que suelen estar contaminadas.

La gobernanza débil es otro desafío importante. En muchos países en desarrollo, la falta de instituciones sólidas y transparentes dificulta la implementación de políticas efectivas para la gestión del agua. La corrupción y la mala gestión de los recursos públicos también contribuyen a la ineficiencia y la desigualdad en la distribución del agua.

El impacto del cambio climático exacerba aún más estos problemas. Las sequías prolongadas, las inundaciones repentinas y la disminución de las reservas de agua subterránea son fenómenos cada vez más frecuentes que afectan la disponibilidad de agua. Por ejemplo, en el Sahel, la desertificación y la variabilidad climática han reducido significativamente la disponibilidad de agua, desplazando a millones de personas y generando conflictos por los recursos escasos.

Además, los conflictos armados y las crisis humanitarias representan un obstáculo crítico para el cumplimiento de los ODS relacionados con el agua. En regiones como Oriente Medio, los sistemas de agua han sido atacados deliberadamente durante conflictos, privando a millones de personas de este recurso esencial y creando emergencias sanitarias masivas.

La urbanización rápida y descontrolada también plantea desafíos significativos. En muchas ciudades de países en desarrollo, la infraestructura existente es incapaz de satisfacer la demanda creciente de agua potable y saneamiento. Esto da lugar a la proliferación de asentamientos informales donde las condiciones de vida son extremadamente precarias.

Por último, la falta de datos y monitoreo adecuados sobre el uso y la calidad del agua dificulta la planificación y la toma de decisiones informadas. Los sistemas de información hídrica son esenciales para identificar áreas de mayor necesidad, evaluar el impacto de las políticas y garantizar una gestión sostenible del agua en el largo plazo.

Superar estos desafíos requiere un enfoque integrado que combine inversiones en infraestructura, fortalecimiento de la gobernanza, educación y concienciación comunitaria, y cooperación internacional. Las asociaciones público-privadas y las iniciativas basadas en la comunidad son esenciales para cerrar las brechas existentes y garantizar que nadie se quede atrás en el acceso al agua potable y el saneamiento.

Interrelación del agua con otros objetivos (Salud, reducción de desigualdades, bienestar)

El acceso al agua potable actúa como un eje transversal en la consecución de numerosos Objetivos de Desarrollo Sostenible (ODS). En el ámbito de la salud (ODS 3), el agua limpia y el saneamiento reducen la carga de enfermedades prevenibles, como las infecciones gastrointestinales, que afectan de manera desproporcionada a las comunidades más pobres. Un entorno saludable fomenta un desarrollo infantil adecuado y mejora la productividad laboral de los adultos.

La reducción de desigualdades (ODS 10) está intrínsecamente vinculada al acceso equitativo al agua. En comunidades rurales y periurbanas, la falta de infraestructura hídrica perpetúa las disparidades sociales y económicas. Por ejemplo, mientras que en las zonas urbanas los servicios de agua potable son generalmente accesibles, en las zonas rurales las personas deben caminar largas distancias para obtener agua, lo que afecta principalmente a mujeres y niñas. Este fenómeno limita sus oportunidades educativas y laborales, perpetuando las desigualdades intergeneracionales.

El bienestar (ODS 3) también está estrechamente relacionado con el acceso al agua. La seguridad hídrica no solo mejora la salud física, sino que también reduce el estrés psicológico asociado con la incertidumbre sobre la disponibilidad de agua. Las comunidades con acceso estable a este recurso muestran mayores niveles de cohesión social y estabilidad económica, lo que contribuye al desarrollo integral.

Además, el acceso al agua potable tiene un impacto significativo en el ODS 4, Educación de calidad. En muchas regiones, la falta de agua en las escuelas afecta la asistencia y el rendimiento académico, ya que los estudiantes, especialmente las niñas, no pueden atender sus necesidades higiénicas básicas. Implementar programas de suministro de agua en las escuelas es clave para mejorar la equidad educativa y promover un entorno de aprendizaje saludable.

Por último, el agua es esencial para lograr el ODS 15, Vida de ecosistemas terrestres. Los recursos hídricos sostenibles apoyan la biodiversidad y los servicios ecosistémicos, que son fundamentales para el bienestar humano. La gestión adecuada de las cuencas hidrográficas no solo protege el medio ambiente, sino que también garantiza que las comunidades dependientes de estos recursos puedan prosperar.

El derecho al agua en el contexto de políticas públicas y legislación

El derecho al agua como elemento esencial para la vida y el desarrollo humano está profundamente integrado en las políticas públicas y los marcos legislativos de numerosos países, así como en acuerdos internacionales. En este contexto, la legislación juega un papel fundamental para garantizar el acceso equitativo, la protección de los recursos hídricos y la promoción de un uso sostenible.

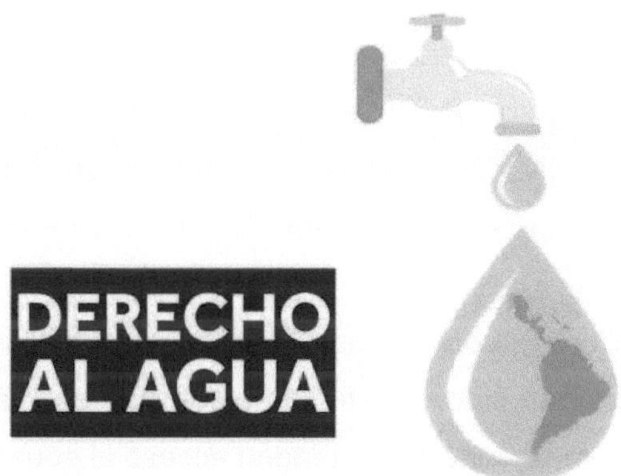

Fuente: Derechos humanos, Sociedad y medio ambiente

En el ámbito internacional, instrumentos como la Resolución 64/292 de la Asamblea General de las Naciones Unidas y el Protocolo de San Salvador han establecido un consenso global sobre la importancia de garantizar el acceso al agua potable y al saneamiento. Estas disposiciones instan a los Estados a adoptar políticas y programas que prioricen este derecho como un componente central del bienestar humano.

A nivel nacional, las políticas públicas sobre agua suelen estar articuladas en torno a la gestión integrada de los recursos hídricos. Este enfoque reconoce que el agua es un recurso limitado y debe gestionarse de manera que se equilibren las necesidades de consumo humano, agrícola, industrial y ambiental. Países como España y Sudáfrica han adoptado marcos legislativos que priorizan este enfoque, estableciendo mecanismos claros para la asignación y regulación de los recursos hídricos.

La protección de los recursos hídricos frente a la contaminación es otro pilar clave de la legislación en este ámbito. Las leyes ambientales y los estándares de calidad del agua buscan garantizar que las actividades humanas no comprometan la disponibilidad ni la calidad de este recurso. Por ejemplo, la Unión Europea ha implementado la Directiva Marco del Agua, que establece objetivos claros para la protección y restauración de los ecosistemas acuáticos.

En términos de políticas públicas, los subsidios y los programas de tarifas diferenciadas han sido estrategias efectivas para garantizar que las poblaciones más vulnerables tengan acceso al agua potable. Sin embargo, estas políticas deben diseñarse cuidadosamente para evitar distorsiones económicas y garantizar su sostenibilidad a largo plazo.

La privatización del agua es otro tema controvertido en el ámbito de las políticas públicas y la legislación. Mientras que algunos argumentan que la participación privada puede mejorar la eficiencia y la calidad de los servicios de agua, otros señalan que puede excluir a las comunidades más pobres debido a los altos costos. Un ejemplo emblemático es el caso de Cochabamba, Bolivia, donde las protestas

masivas contra la privatización del agua llevaron a la reversión de las concesiones privadas.
La diplomacia hídrica también desempeña un papel importante en la legislación y las políticas relacionadas con el agua. Los recursos hídricos transfronterizos, como los ríos y acuíferos compartidos, requieren acuerdos internacionales para garantizar su gestión sostenible y equitativa. Ejemplos notables incluyen el Tratado de Aguas Internacionales entre Estados Unidos y México y la Convención de Helsinki sobre el Uso de los Cursos de Agua Transfronterizos.

Finalmente, la educación y la participación comunitaria son elementos esenciales en la implementación de políticas y legislaciones sobre agua. La sensibilización pública sobre la importancia de conservar y utilizar el agua de manera responsable puede fomentar un cambio cultural hacia prácticas más sostenibles.

Además, la participación activa de las comunidades en la planificación y gestión del agua ayuda a garantizar que las políticas sean inclusivas y respondan a las necesidades locales.
A pesar de los avances, el derecho al agua enfrenta desafíos significativos en su implementación, incluidos el cambio climático, la urbanización descontrolada y la desigualdad en el acceso. Abordar estos problemas requiere un enfoque integrado que combine la innovación tecnológica, la cooperación internacional y el fortalecimiento de las instituciones encargadas de la gestión hídrica.

Análisis de la legislación nacional e internacional sobre el acceso al agua potable

El acceso al agua potable es una prioridad reconocida a nivel global, respaldada por un marco legislativo sólido que busca garantizar que todas las personas tengan acceso a este recurso esencial. A nivel internacional, instrumentos como la Resolución 64/292 de la Asamblea General de las Naciones Unidas han sido fundamentales para consagrar este derecho. Este documento reconoce explícitamente el acceso al agua potable y al saneamiento como derechos humanos, esenciales para el pleno disfrute de la vida y la dignidad humana.

En el ámbito regional, acuerdos como el Protocolo de San Salvador, que complementa la Convención Americana sobre Derechos Humanos, refuerzan el compromiso de los Estados miembros con la provisión de servicios básicos de agua potable. Estos instrumentos exigen a los gobiernos tomar medidas efectivas para garantizar el acceso universal y asequible al agua.

Además de los compromisos internacionales, los países han desarrollado leyes nacionales que regulan el acceso al agua potable. Sin embargo, la implementación de estas leyes enfrenta desafíos significativos, como la falta de financiamiento, la desigualdad en la distribución de recursos y las limitaciones en la infraestructura. Las comunidades rurales y marginadas suelen ser las más afectadas, ya que dependen de fuentes de agua no tratadas que a menudo están contaminadas.

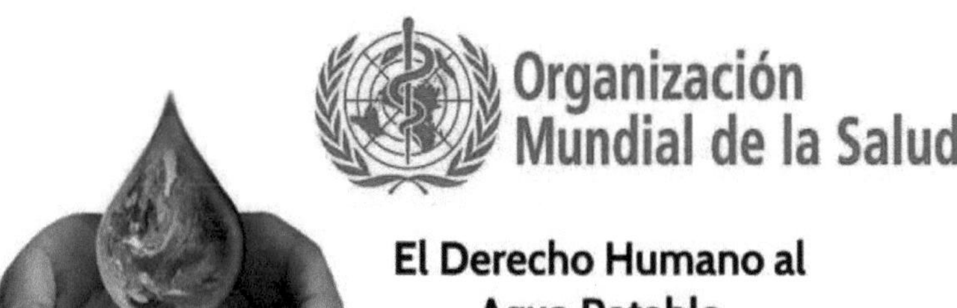

Fuente: Comisión de derecho del estado de puebla

La cooperación internacional es crucial para abordar estas brechas. Programas liderados por la Organización Mundial de la Salud (OMS) y UNICEF han facilitado la transferencia de tecnologías y conocimientos, ayudando a los países en desarrollo a mejorar su infraestructura hídrica. Además, fondos globales como el Fondo Verde para el Clima han proporcionado recursos financieros para proyectos de agua sostenible en regiones vulnerables.

A pesar de estos esfuerzos, el progreso hacia el acceso universal al agua potable sigue siendo desigual. Factores como el cambio climático, la urbanización rápida y la contaminación industrial complican aún más el panorama. Superar estos desafíos requiere un enfoque integrado que combine políticas públicas, inversiones en infraestructura y educación comunitaria.

En el ámbito internacional, diversos instrumentos han sido desarrollados para regular el uso, aprovechamiento y gestión de los recursos hídricos.

Estos instrumentos han evolucionado a lo largo del tiempo, destacándose los siguientes hitos:

1. ***Conferencia de Nacionales Unidas sobre agua.***

En 1977, en Mar del Plata Argentina, se desarrolló la primera Conferencia sobre esta temática.
En la misma se realizó un llamamiento a los Estados para realizar evaluaciones de sus recursos hídricos, planes y políticas públicas para satisfacer las necesidades y saneamiento básico. Asimismo, señaló la necesidad de crear una planificación de los recursos hídricos conexos con el uso de la tierra, uniendo los conceptos de agua y medioambiente.
Estos principios fueron expresados en un plan de acción que tenía como meta, para el año 1990, que todas las personas tuvieran acceso al agua; comenzó el llamado Decenio Internacional del Agua Potable y Saneamiento Ambiental (1980-1990) proclamado por la Asamblea General de Naciones Unidas en su Resolución 35/18, de 10 de noviembre de 1980.

2. ***Conferencia Internacional sobre el agua y el medio ambiente.***

En la Ciudad de Dublín Irlanda, se celebró la Conferencia Internacional sobre el agua y el medio ambiente, en la cual, participaron más de 500 expertos de diversos países. En la misma se puso en relieve el peligro que supone la escases y el uso abusivo del agua dulce para el desarrollo sostenible.
En dicha conferencia se adoptó la declaración de Dublín que hace un llamado a dar un nuevo enfoque a la evaluación, aprovechamiento y gestión de este valioso recurso.

3. ***Conferencia de Naciones Unidas sobre medio ambiente y desarrollo.***

En Junio de 1992, en la ciudad de Rio de Janeiro Brasil, se realizó las más importante Conferencia sobre medio ambiente.
Llamada comúnmente como Cumbre de la Tierra dicha reunión ha dado origen a dos instrumentos fundamentales:
La Declaración de Rio sobre medio ambiente y desarrollo, la Agenda 21, cuyo capítulo 18 aborda el tema del derecho a este recurso natural.
Con el propósito de establecer una nueva alianza mundial para la conservación en materia ambiental la Declaración de Río establece como principios, que los seres humanos constituyen el centro de la preocupación por el desarrollo sostenible, y que tienen derecho a una vida saludable y productiva en armonía con la naturaleza.
E Capitulo 18 de la Agenda 21, establece en su Sección II normas para «la protección de la calidad y el suministro de los recursos de agua dulce: aplicación de criterios integrados para el aprovechamiento, ordenamiento y tuso de los recurso de agua dulce».

4. ***Informe sobre la promoción del ejercicio del derecho a disponer de agua potable y servicios de saneamiento.***

La subcomisión de Prevención de Discriminaciones y Protección de las Minorías de la entonces Comisión de Derechos Humanos de Naciones Unidas, mediante la Resolución 2001/2, realizó un estudio especial sobre el disfrute de los derechos económicos, sociales y culturales, y la promoción del ejercicio del derecho a disponer de agua potable y saneamiento básico. La subcomisión emitió la Resolución 2002/6 de 14 de agosto de 2002, donde por primera vez se establece el acceso al agua potable y a los servicios básicos como un derecho.

5. ***Decenio Internacional para la acción: El agua, fuente de vida.***

El 9 de febrero de 2004, durante la celebración del 58 periodo de sesiones de la Asamblea General de Naciones Unidas mediante la Resolución 58217 declaró la década de 2005-2015 como el Decenio internacional para la acción: El agua, fuente de vida.
La Asamblea recordó que el agua es un elemento fundamental para el desarrollo Sostenible, y en particular, para la integridad del medio ambiente, la erradicación de la pobreza, y el mejoramiento de la salud y el bienestar humanos.

6. ***Reconocimiento de la Asamblea General de Naciones Unidas del Derecho al agua potable y saneamiento básico como Derechos Humanos básicos.***

El 28 de julio de 2010, en su sexagésimo Cuarto periodo de sesiones, la Asamblea General de Naciones Unidas, por impulso de Bolivia y otros 33 estados, reconoció el Derecho al agua potable y saneamiento básico como “derechos humanos básicos”. Esta declaración fue apoyada por 122 países.

Contenido mínimo del derecho al agua

La condición minina para hacer efectivo el derecho al agua tiene íntima relación con el acceso a este recurso.

Es por tal motivo, que debe establearse mecanismos para garantizar establecerlo tanto en el ámbito internacional como en el nacional.

De los instrumentos internacionales, analizados en el punto anterior, pueden extractarse los siguientes principios para garantizarlo:

a) Garantizar el acceso a una cantidad esencial mínima de agua, que sea suficiente y apta para el uso personal y doméstico, y para prevenir enfermedades (consumo humano, salud, higiene y producción de alimentos.

b) Asegurar el acceso el agua, instalaciones y servicios, sobre una base no discriminatoria, en particular, respecto de los grupos más vulnerables.

c) Garantizar que los servicios de agua se encuentren a una distancia razonable del hogar.

d) Garantizar que los servicios proporcionen un suministro suficiente y regular de agua salubre, y que cuenten con salidas de agua suficientes para evitar tiempo de espera prohibitivo.

e) Evitar que se vea amenazada la seguridad personal cuando las personas tengan que acudir a obtener agua.

f) Adoptar y revisar periódicamente mediante un proceso participativo y transparente, una estrategia y un plan de acción nacional sobre el agua, que incluya indicadores y niveles de referencia para evaluar los progresos alcanzados, y que presten especial atención a los grupos marginados.

g) Garantizar que la calidad el agua suministrada cumpla los estándares mínimos que garantizan la salud de las personas y la conservación del medio ambiente, y que resulte acorde no sólo con las necesidades sino respeten las prácticas culturales de las comunidades.

Esta declaración subraya que el agua es un elemento vital no solo para la salud física, sino también para la realización de otros derechos humanos, como el derecho a la alimentación y a la salud.

Normativa Mexicana sobre la legislación del agua

La legislación mexicana en materia de agua se fundamenta en un conjunto de leyes, normas y reglamentos diseñados para garantizar el uso sostenible, la protección y el acceso equitativo a este recurso vital. A continuación, se presenta un análisis detallado de los principales instrumentos legales que rigen el agua en México.

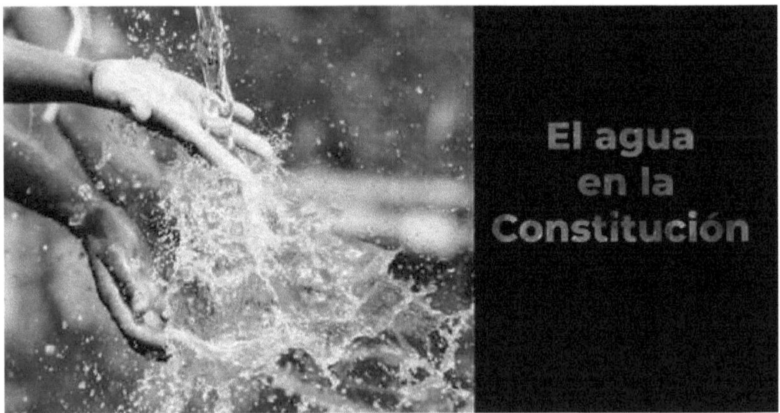

1. Constitución Política de los Estados Unidos Mexicanos

El Artículo 4 establece que toda persona tiene derecho al acceso, disposición y saneamiento de agua para consumo personal y doméstico de manera suficiente, salubre, aceptable y asequible. Este derecho constitucional ha sido la base para el desarrollo de un marco normativo que busca garantizar el acceso al agua para todos los mexicanos.

2. Ley de Aguas Nacionales

Esta ley regula la explotación, uso, conservación y administración de los recursos hídricos del país. Define las competencias de los tres niveles de gobierno y fomenta la participación ciudadana en la gestión del agua. La ley también incluye disposiciones específicas para la protección de los acuíferos, la regulación de concesiones para el uso del agua y la prevención de la contaminación de fuentes hídricas.

3. Normas Oficiales Mexicanas

Entre las normas más relevantes se encuentra la NOM-127-SSA1-2021, que establece los límites permisibles de calidad para el agua potable, cubriendo parámetros microbiológicos, químicos y físicos. Otras normas, como la NOM-003-CONAGUA, regulan el uso y la reutilización de aguas residuales, promoviendo prácticas sostenibles para el manejo del agua en diversos sectores.

4. Ley General de Equilibrio Ecológico y Protección al Ambiente

Esta ley aborda la protección de los recursos hídricos como parte del medio ambiente y establece criterios para la conservación de las cuencas hidrográficas y los ecosistemas asociados. También incluye disposiciones sobre la prevención y control de la contaminación del agua causada por actividades industriales y agrícolas.

5. Ley General de Salud

Complementa la legislación en materia de agua al establecer estándares para garantizar que el agua destinada al consumo humano sea segura y no represente riesgos para la salud. Esta ley trabaja en conjunto con la NOM-127 y otros instrumentos legales para asegurar la calidad del agua potable.

6. Planes y Programas Nacionales

El Programa Nacional Hídrico, elaborado por la Comisión Nacional del Agua (CONAGUA), establece estrategias para mejorar el acceso al agua potable, optimizar la gestión de los recursos hídricos y mitigar los efectos del cambio climático en las reservas de agua. Este programa es revisado y actualizado cada seis años para adaptarse a las necesidades cambiantes del país.

Aunque México cuenta con un marco normativo robusto, su implementación enfrenta desafíos significativos. Entre los principales problemas se encuentran la sobreexplotación de los acuíferos, la contaminación de fuentes hídricas, la falta de inversión en infraestructura y las desigualdades en el acceso al agua. En regiones rurales y marginadas, la carencia de sistemas adecuados de distribución y saneamiento afecta desproporcionadamente a las comunidades más vulnerables.

El fortalecimiento de la gobernanza hídrica es clave para superar estos desafíos. Esto incluye la promoción de la transparencia en la asignación de recursos, la participación activa de las comunidades en la toma de decisiones y el fortalecimiento de las capacidades técnicas de las instituciones encargadas de la gestión del agua. Además, es esencial promover la educación ambiental y la concienciación pública sobre la importancia de conservar y proteger los recursos hídricos para garantizar su disponibilidad a largo plazo.

Consecuencias del consumo de agua no potable en la salud y calidad de vida

El consumo de agua no potable tiene repercusiones graves y multifacéticas que afectan la salud pública, la calidad de vida y el desarrollo sostenible. Estas consecuencias son particularmente severas en regiones donde las fuentes de agua están contaminadas y el acceso a sistemas de tratamiento y distribución es limitado.

Desde una perspectiva sanitaria, el agua no potable es un vector principal de enfermedades infecciosas. Patógenos como bacterias, virus y parásitos presentes en el agua contaminada son responsables de enfermedades como el cólera, la fiebre tifoidea, la disentería y la hepatitis A. La Organización Mundial de la Salud (OMS) estima que aproximadamente 485.000 muertes anuales son atribuibles a enfermedades diarreicas causadas por el consumo de agua no segura, con un impacto desproporcionado en niños menores de cinco años.

A largo plazo, la exposición a contaminantes químicos como el arsénico, el flúor y los metales pesados puede causar problemas crónicos de salud. Por ejemplo, la fluorosis dental y esquelética, resultado de altos niveles de flúor en el agua, afecta a millones de personas en países como India y Kenia. Asimismo, la contaminación por arsénico en fuentes subterráneas ha llevado a crisis de salud

pública en regiones de Bangladesh, donde la población enfrenta tasas elevadas de cáncer y enfermedades cardiovasculares.
El impacto social y económico del agua no potable también es significativo. Las familias que dependen de fuentes contaminadas enfrentan mayores gastos médicos, pérdida de ingresos por ausentismo laboral y escolar, y una reducción general en la productividad. Esto perpetúa un ciclo de pobreza que limita las oportunidades de desarrollo y bienestar. Además, las mujeres y las niñas, a menudo responsables de recolectar agua, están más expuestas a los riesgos asociados con fuentes insalubres y condiciones sanitarias deficientes.
En el ámbito educativo, las escuelas sin acceso a agua potable y saneamiento adecuado experimentan altas tasas de absentismo y bajo rendimiento académico. La falta de instalaciones higiénicas adecuadas afecta especialmente a las niñas, quienes a menudo enfrentan barreras adicionales durante la menstruación, lo que las lleva a abandonar la escuela. Estas dinámicas no solo afectan su educación, sino que también limitan sus oportunidades futuras.
Desde una perspectiva comunitaria, la falta de agua potable puede llevar a conflictos sociales y tensiones dentro de las comunidades, especialmente en áreas donde los recursos hídricos son escasos. La competencia por el acceso a agua limpia puede exacerbar las desigualdades y generar divisiones sociales, lo que dificulta los esfuerzos para el desarrollo colectivo.
Para mitigar estas consecuencias, es crucial invertir en infraestructura hídrica que garantice la distribución de agua potable a todas las comunidades. Esto incluye sistemas de tratamiento de agua, redes de distribución y programas de educación sobre higiene y saneamiento. Las tecnologías innovadoras, como los filtros de agua

domésticos y los sistemas de potabilización solar, ofrecen soluciones sostenibles para las regiones con recursos limitados.

Además, la cooperación internacional y el financiamiento adecuado son esenciales para abordar las desigualdades en el acceso al agua potable. Programas liderados por organizaciones como UNICEF, la OMS y el Banco Mundial han demostrado ser efectivos para mejorar las condiciones de vida en comunidades vulnerables. Sin embargo, el éxito a largo plazo depende de la participación activa de las comunidades y la implementación de políticas públicas inclusivas y sostenibles.

Referencias Bibliográficas

Asamblea General de las Naciones Unidas. (2010). Resolución 64/292: El derecho humano al agua y al saneamiento. Naciones Unidas. Recuperado de: https://www.un.org/spanish/waterforlifedecade/human_right_to_water.shtml

Araujo Pulido, T. (s.f.). *Cuidado de tu salud: La importancia del agua. Porcentaje de agua en los seres humanos*. Recuperado de: https://www.insp.mx/images/stories/INSP/Docs/cts/210131_cts2.pdf

Baghurst, P. A., McMichael, A. J., Wigg, N. R., Vinpami, G. V., Robertson, E. F., Roberts, R. J., & Tong, S. (1992). Environmental exposure to lead and children's intelligence at the age of seven years. *New England Journal of Medicine*, 327(18), 1279–1284.

Banco Mundial. (2022). El impacto económico del acceso al agua potable en regiones rurales. Recuperado de https://www.worldbank.org/

Banco Mundial. (2023). Invertir en agua limpia: Clave para el desarrollo sostenible. Recuperado de: https://www.worldbank.org/

Braun, J. M., Kahn, R. S., Froehlich, T., Auinger, P., & Lanphear, B. P. (2006). Exposures to environmental toxicants and attention deficit hyperactivity disorder in US children. *Environmental Health Perspectives*, 114(12), 1904-1909.

Botanical Online. (s.f.). *El agua: La importancia del agua en el cuerpo humano*. Recuperado el 13 de agosto de 2024, de: http://www.botanical-online.com/agua.htm.

Campos, M., Beltrán, M., Fuentes, N., & Moreno, G. (2018). Huevos de helmintos como indicadores de contaminación de origen fecal en aguas de riego agrícola, biosólidos, suelos y pastos. *Revista del Instituto Nacional de Salud*, 38(1), 42–53. Pontificia Universidad Javeriana – Colombia. https://n9.cl/1wtey.

Chen, Q., & Costa, M. (2021). Arsenic: A global environmental challenge. *Annual Review of Pharmacology and Toxicology*, 61, 47–63. https://doi.org/10.1146/annurev-pharmtox-030220-013418

Chounwou, P. B., Yedjou, C. G., Patlolla, A. K., & Sutton, D. J. (2012). Heavy metal toxicity and the environment. *Molecular, Clinical and Environmental Toxicology*, 101.

Consejo Mundial del Agua. (2024). https://institutodelagua.es/calidad-del-agua/preguntas-sobre-la-calidad-del-agua

Conserve Energy Future. (2020). *Water Cycle Diagram*. Recuperado el 9 de septiembre de 2024, de https://www.conserve-energy-future.com/water-cycle-diagram.php

Comisión Estatal de Derechos Humanos de Nuevo León. (2020). Cartilla de Derechos Humanos. Recuperado de https://x.com/CEDHNL/status/1321932052476952578

Comisión de Derechos Humanos del Estado de Puebla. Derecho humano al agua potable y saneamiento. Recuperado de: https://www.cdhpuebla.org.mx/v1/index.php/24-derecho-humano-al-agua-potable-y-saneamiento

Comisión Interamericana de Derechos Humanos (CIDH). (2018). Derechos humanos y acceso al agua en América Latina. Recuperado de https://www.oas.org/

Comisión Nacional del Agua (CONAGUA). (2021). Programa Nacional Hídrico 2020-2024. Ciudad de México: CONAGUA. Recuperado de: https://www.gob.mx/conagua

Comisión Nacional del Agua (CONAGUA). (2021). Norma Oficial Mexicana NOM-127-SSA1-2021. Límites permisibles de calidad y tratamiento del agua potable. Diario Oficial de la Federación. Recuperado de: https://www.dof.gob.mx/

Coordinación de Universidad Abierta y Educación a Distancia de la UNAM. (2024). *Propiedades del agua*. Recuperado el 29 de septiembre de 2024, de: https://repositoriouapa.cuaieed.unam.mx/repositorio/moodle/pluginfile.php/2495/mod_resource/content/8/UAPA-Propiedades-Agua/index.html

Convención de Helsinki. (1992). Uso y protección de cursos de agua transfronterizos y lagos internacionales. Recuperado de: https://www.unece.org/

Dueñas Jurado, C., & Hinojosa Yzarra, L. (2021). Calidad del agua potable y su influencia en la salud humana. *GnosisWisdom, 1*(3), 11-20. Recuperado de:https://www.researchgate.net/publication/358551457_Calidad_del_agua_potable_y_su_influencia_en_la_salud_humana/link/637e7ecc2f4bca7fd0855e7b/download

Dueñas, C., Sánchez, V., Ayuque, J., Chanca, K., & Palomino, P. (2020, diciembre). https://revistas.uncp.edu.pe/index.php/socialium/article/view/1557/1918.

EFSA (European Food Safety Authority). (2022). *Story map on Salmonella*. Disponible en https://storymaps.arcgis.com/stories/13979918ca8948399180651d3b7ce3e1.

Estaciones IVIA. (s.f.). *Conductibilidad eléctrica*. Recuperado el 29 de noviembre de 2024, de: http://estaciones.ivia.es/evaluar.html.

Flores, H., León, F., García, V., & Gilavert, G. (2019). Evaluación física, química y microbiológica de las aguas del río Nanay a orillas de la comunidad de Nina Rumi. *Revista Ciencia y*

Tecnología, 15(1), 113–122. Universidad Nacional de la Amazonía Peruana – Iquitos, Perú. https://n9.cl/dymtn

Fuentes, A. M., & Amábile-Cuevas, C. F. (2013). El agua en bioquímica y fisiología. *Acta Pediátrica de México, 34*(2), 86-95.

García, H., Valera, R., & Menéndez, J. (2010). Nuevos enfoques sobre la aplicación de vacunas orales contra el cólera. Vaccimonitor, 19(2), 24–29.

Geotech. (2014). *La tensión superficial en el agua del suelo es la responsable del ascenso capilar y la succión*. Recuperado el 29 de noviembre de 2024, de: https://x.com/GeotechTips/status/419500957467443200

Giraldo, S., & Carvajal, V. (2019). Factores de riesgo de la calidad del agua para consumo humano y morbilidad sentida en usuarios del acueducto La Hondita Hojas Anchas, Guarne 2017 (Tesis de grado). Universidad de Antioquia, Medellín, Colombia. https://n9.cl/etifi

Gobierno de México. (2017). *Las propiedades del agua*. Recuperado de:https://www.gob.mx/conagua/articulos/las-propiedades-del-agua?idiom=es

Gobierno de México. (2017). *La importancia de una buena hidratación*. Recuperado el 9 de septiembre de 2024, de: https://www.gob.mx/salud/articulos/la-importancia-de-una-buena-hidratacion

Gobierno del Estado de México. (2017). AE_CÓLERA [Internet]. Recuperado el 31 de julio de 2024, de: https://www.gob.mx/cms/uploads/attachment/file/232633/AE_COLERA_190617.pdf

Hospital Clínica San Francisco (2024). *Beneficios del agua en el cuerpo*. Recuperado el 29 de noviembre de 2024, de: https://es.pinterest.com/pin/415597871881897391/

Hwang, L. (2007). Environmental stressors and violence: lead and polychlorinated biphenyls. *Reviews on Environmental Health*, 22(4), 313–328.

IATI Seguros. (s.f.). El cambio climático: causas y consecuencias. Recuperado de: https://www.iatisegurosvida.com/blog/cambio-climatico-causas-consecuencias/

Jurado, C. D., & Yzarra, L. H. (2021). La calidad del agua potable y su influencia en la salud humana. *GnosisWisdom*, 1(3), 11–20.

Mariné Font, A. (s.f.). *Funciones del agua corporal y su equilibrio en el organismo*. Facultad de Farmacia, Universidad de Barcelona. Recuperado el 22 de septiembre de 2024, de: http://www.nutricion.org/publicaciones/pdf/Funciones%20del%20agua%20corporal%20y%20su%20equilibrio%20en%20el%20organismo_Abel%20Marin%C3%A9.pdf

Medina-Pizzali, M., Robles, P., Mendoza, M., & Torres, C. (2018). Ingesta de arsénico: el impacto en la alimentación y la salud humana. *Revista Peruana de Medicina Experimental y Salud Pública*, 35, 93–102.

Menchaca-Armenta, I., & Gutiérrez-Jaimes, L. W. (2022). Diarrea aguda en México. Revisión epidemiológica actual. *Gaceta Hidalguense de Investigación en Salud*, 10(1). Recuperado el 30 de julio de 2024, de https://ssalud.hidalgo.gob.mx/contenido/informacion/gaceta/2022/Gaceta-1-2022.DiarreaMéxico%202.pdf

Mendoza, E. O., Plancarte, T. M., Sampayo, C. E., & Campos, A. S. (2019). Cólera, enfermedad reemergente en México: Brote comunitario en Hidalgo. *Journal of Negative and No Positive Results*, 4(2), 185–196.

Menocal, L., & Caraballo, Y. (2014). Importancia de la vigilancia sanitaria de los parásitos en la calidad del agua, según su uso. *Revista Cubana de Higiene y Epidemiología*, 52(2), 196–209. Instituto Nacional de Higiene – La Habana, Cuba. https://n9.cl/kdm2c

Meteored. (2024). *Las 5 mejores aguas termales de México para relajarse y disfrutar de la naturaleza*. Recuperado de: https://www.meteored.mx/noticias/actualidad/de-mexico-para-relajarse-y-disfrutar-de-las-5-mejores-aguas-termales-la-naturaleza-vacaciones-calor-relajarse.html

Naciones Unidas. (2015). Objetivos de desarrollo sustentable. Recuperado el 29 de noviembre de 2024, de: https://www.un.org/sustainabledevelopment/es/2015/09/la-asamblea-general-adopta-la-agenda-2030-para-el-desarrollo-sostenible/

Naciones Unidas. (2021). Informe mundial sobre el desarrollo de los recursos hídricos 2021. Recuperado de: https://www.unwater.org/.

Norma Oficial Mexicana NOM-016-SSA2-2012. (2012). Para la vigilancia, prevención, control, manejo y tratamiento del cólera.

Organización Mundial de la Salud. (2020). *Directrices para la calidad del agua potable*. Ginebra, Suiza: OMS.

Organización Mundial de la Salud. (2023). *Agua para consumo humano*. Recuperado el 27 de agosto de 2024, de: https://www.who.int/es/news-room/fact-sheets/detail/drinking-water

Olivera, E. (2019). Influencia de la calidad de agua de consumo en la morbilidad por enfermedades de transmisión hídrica en la población infantil del distrito de Cátac-Recuay-Ancash durante el año 2016 (Tesis de doctorado). Universidad Nacional

Santiago Antúnez de Mayolo, Ancash, Perú. https://n9.cl/zpvoq

Organización Mundial de la Salud. (2018). Cólera [Internet]. Recuperado el 1 de octubre de 2018, de http://www.who.int/topics/cholera/about/es/

Organización Mundial de la Salud (OMS). (2022). Agua para consumo humano. París. Recuperado el 27 de abril de 2023, de https://www.who.int/es/news-room/fact-sheets/detail/drinking-water

Organización Mundial de la Salud (OMS). (2022). Directrices para la calidad del agua potable (4ª ed.). Ginebra: OMS. Recuperado de: https://www.who.int/

Organización Mundial de la Salud (OMS). (2023). Agua, saneamiento e higiene. Recuperado de: https://www.who.int/

Organización Panamericana de la Salud. (2013). Alerta epidemiológica cólera. [sitio de internet]. Recuperado el 25 de julio de 2024, de http://www.epidemiologia.salud.gob.mx/

Organización Panamericana de la Salud. (2024). Fotografía. Disponible en http://www.quisqueyanews.info/la-ops-apoya-a-las-autoridades-de-salud-de-haiti-en-la-respuesta-a-la-reaparicion-del-colera/

Ortiz-Magdaleno, M., & Pozos-Guillén, A. (2024). Flúor en el agua: riesgos y beneficios para la salud. *Elementos*, 135, 41–48. https://elementos.buap.mx/directus/storage/uploads/00000009964.pdf

Pacto Mundial, Red Española. (2023). Consideraciones empresariales de la Conferencia de la ONU sobre el Agua 2023. Recuperado de: https://www.pactomundial.org/noticia/conclusiones-empresariales-de-la-conferencia-de-la-onu-sobre-el-agua-2023/

Palacio-Mejía, L. S., Rojas-Botero, M., Molina-Vélez, D., García-Morales, C., González-González, L., & Salgado-Salgado, A. L., et al. (2020). Overview of acute diarrheal disease at the dawn of the 21st century: The case of México. *Salud Pública de México*, 62(1), 14–24. https://doi.org/10.21149/9954

Paniagua, O. (2017). Evaluación de la calidad del agua para consumo humano y fines agrícolas en las cuencas de la Región Huancavelica (Tesis de grado). Universidad Nacional de San Cristóbal de Huamanga, Ayacucho, Perú. https://n9.cl/u823m

Programa de las Naciones Unidas para el Desarrollo (PNUD). (2015). Objetivos de Desarrollo Sostenible: Guía práctica para el cumplimiento del ODS 6. Recuperado de: https://www.undp.org/.

Revista Científica de Ciencias Sociales, 6(2), 130-142. https://doi.org/10.26490/uncp.sl.2022.6.2.1557

Reyes, Y., Vergara, I., Torres, O., Díaz, M., & Gonzales, E. (2016). Contaminación por metales pesados: implicaciones en salud, ambiente y seguridad alimentaria. *Revista Ingeniería, Investigación y Desarrollo*, 16(2), 66–77. Colombia. https://n9.cl/zdoz

Secretaría de Medio Ambiente y Recursos Naturales (SEMARNAT). (2020). Ley General del Equilibrio Ecológico y la Protección al Ambiente. Diario Oficial de la Federación. Recuperado de https://www.dof.gob.mx/

Secretaría de Salud. (2022). *Manual de Procedimientos Estandarizados para la Vigilancia Epidemiológica de la Enfermedad Diarreica Aguda (EDA)*. Subsecretaría de Prevención y Promoción de la Salud, Dirección General de Epidemiología, México. Recuperado en agosto de 2024, de https://epidemiologia.salud.gob.mx/gobmx/salud/documentos/manuales/44_Manual_EDA_2022.pdf

Secretaría de Salud. (2016). *NORMA Oficial Mexicana NOM-251-SSA1-2009: Prácticas de higiene para el proceso de alimentos, bebidas o suplementos alimenticios*. Recuperado el 29 de noviembre de 2024, de: https://www.gob.mx/cms/uploads/attachment/file/168389/FOLLETO_ALIMENTOS_NOM-251.compressed.pdf

Shutterstock. (s.f.). *Iconos y gráficos* [Ilustración]. Recuperado de: https://www.shutterstock.com/es/search/iconosygr%C3%A1ficos?im

Shutterstock. (n.d.). *Lo que se sabe del virus del cólera detectado en la zona norte de Honduras: Mira cómo puedes prevenir la enfermedad*. Recuperado de: https://www.tunota.com/honduras-hoy/articulo/lo-que-se-sabe-del-virus-del-colera-detectado-en-la-zona-norte-de-honduras-mira-como-puedes-prevenir-la-enfermedad.

UNICEF. (2022). Agua para todos: Informe global sobre el acceso a agua potable y saneamiento. Recuperado de: https://www.unicef.org/

Unión Europea. (2000). Directiva Marco del Agua. Diario Oficial de la Unión Europea. Recuperado de https://eur-lex.europa.eu/

United Nations Educational, Scientific and Cultural Organization (UNESCO). (2021). Gestión sostenible de recursos hídricos en zonas vulnerables. Recuperado de https://www.unesco.org/

Vicente, B., Freitas, A., Freitas, M., & Midlej, V. (2024). Systematic review of diagnostic approaches for human giardiasis: Unveiling optimal strategies. *Diagnostics (Basel)*, 14(4), 364. https://doi.org/10.3390/diagnostics14040364

Villena, J. (2018). Calidad del agua y desarrollo sostenible. *Revista Peruana de Medicina Experimental y Salud Pública*, 35(2), 304–308. Universidad Nacional de Ingeniería - Lima, Perú. https://n9.cl/uizt0

Whelton, H. P., Spencer, A. J., Do, L. G., & Rugg-Gunn, A. J. (2019). Fluoride revolution and dental caries: Evolution of policies for global use. *Journal of Dental Research*, 98(8), 837–846.

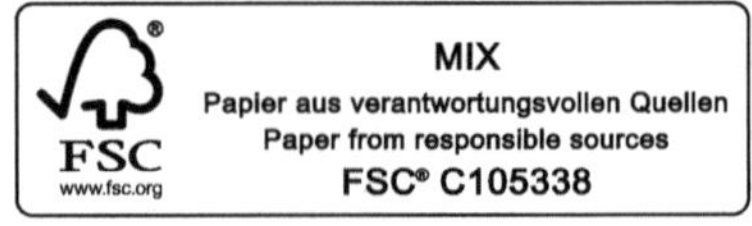

Printed by Books on Demand GmbH, Norderstedt / Germany